儿童
牛奶蛋白
过敏

百问
百答

儿童牛奶蛋白过敏

百问百答

主　　审　龚四堂
主　　编　江米足
副 主 编　李在玲　马　琳

编　　者（以姓氏笔画为序）

马　琳　首都医科大学附属北京儿童医院
王　华　重庆医科大学附属儿童医院
王宝西　空军军医大学第二附属医院
朱　莉　贵阳市儿童医院
江米足　浙江大学医学院附属儿童医院
汤建萍　湖南省儿童医院
孙　梅　中国医科大学附属盛京医院
李　萍　深圳市儿童医院
李小芹　河南省儿童医院
李中跃　浙江大学医学院附属第四医院
李在玲　北京大学第三医院
吴　捷　首都医科大学附属北京儿童医院
张　琳　河北医科大学第三医院
耿岚岚　广州市妇女儿童医疗中心
谢晓丽　电子科技大学附属成都市妇女儿童
　　　　中心医院

编写秘书　郑　伟　浙江大学医学院附属儿童医院
插　　图　向　宇　江米足

人民卫生出版社
·北京·

图书在版编目（CIP）数据

儿童牛奶蛋白过敏百问百答 / 江米足主编 . —北京：人民卫生出版社，2023.6（2024.2重印）

ISBN 978-7-117-35009-9

Ⅰ.①儿…　Ⅱ.①江…　Ⅲ.①牛奶 －食物过敏 －诊疗　Ⅳ.①R593.1

中国国家版本馆 CIP 数据核字（2023）第 114897 号

| 人卫智网 | www.ipmph.com | 医学教育、学术、考试、健康，购书智慧智能综合服务平台 |
| 人卫官网 | www.pmph.com | 人卫官方资讯发布平台 |

儿童牛奶蛋白过敏百问百答
Ertong Niunai Danbai Guomin Baiwenbaida

主　　编：江米足
出版发行：人民卫生出版社（中继线 010-59780011）
地　　址：北京市朝阳区潘家园南里 19 号
邮　　编：100021
E - mail：pmph @ pmph.com
购书热线：010-59787592　010-59787584　010-65264830
印　　刷：北京华联印刷有限公司
经　　销：新华书店
开　　本：889×1194　1/32　印张：7
字　　数：146 千字
版　　次：2023 年 6 月第 1 版
印　　次：2024 年 2 月第 4 次印刷
标准书号：ISBN 978-7-117-35009-9
定　　价：69.00 元

打击盗版举报电话：**010-59787491　E-mail：WQ @ pmph.com**
质量问题联系电话：**010-59787234　E-mail：zhiliang @ pmph.com**
数字融合服务电话：**4001118166　E-mail：zengzhi @ pmph.com**

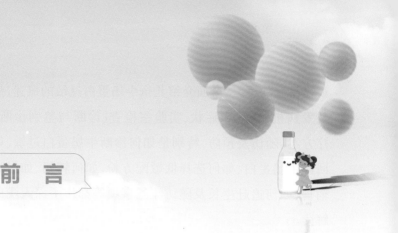

前　言

　　近年来,儿童牛奶蛋白过敏的发病率逐渐上升,婴幼儿尤其显著。但其临床症状缺乏特异性,可涉及消化系统、呼吸系统、皮肤等,影响宝宝的生长发育和身体健康,严重时可引起过敏性休克,甚至危及生命。尽管国内外制定了一些有关儿童牛奶蛋白过敏的诊疗常规、共识或指南,但对牛奶蛋白过敏的诊断、治疗及预防措施尚有一些争论,儿科医生的认识也有待加强;而家长们往往由于得不到科学知识的普及而产生焦虑,或获得的信息不完整、不客观,甚至是错误的,或对专业知识的理解不够确切,而采取不必要的甚至错误的干预手段,进一步加重宝宝的病情。因此,儿童牛奶蛋白过敏也是一种全球公共卫生问题,不规范的诊断与治疗,会影响宝宝的健康成长,增加疾病的负担,给家庭造成沉重的心理和生活压力。

　　为了科学普及儿童牛奶蛋白过敏的相关知识,中华医学会儿科学分会消化学组组织相关领域儿科知名专家,以浅显易懂的语言，全面介绍儿童牛奶蛋白过敏的概述、病因及发病机制、临床症状、实验室检查、诊断与鉴别诊断、治疗方案、随访及预防，特别是如何诊断牛奶蛋白过敏、如何回避牛奶蛋白、如何选择低敏配方粉、如何转奶、如何添加辅食、如何追赶生长及随访注意事项等都作了深入浅出的解读。

本书采取百问百答的形式，所有问题来源于临床实践、全国儿科消化基层行云讲堂及其他学术会议，具有普遍性、导向性和实用性，并附有 10 个典型的案例，都是家长朋友们非常关心的话题。编排体例兼具系统性，使家长朋友们能够根据宝宝存在的问题快速找到解决答案及方法，解开心中谜团，初步进行科学应对。图文并茂是本书的另一特色，对于重要的问题都配备一个图例，力求帮助读者理解专业的医学问题，并增加阅读的趣味性。

本书适合于家长朋友们，也适合儿科医生、儿童保健科医生、皮肤科医生、全科医生及护理人员等。但由于牛奶蛋白过敏诊断和治疗的复杂性，本书无法代替临床诊疗过程。如果阅读本书后，没有找到理想的答案，或存在疑问，或宝宝症状比较重，建议去医院进一步诊疗。

由于篇幅限制，本书编写过程中参考了许多文献，包括论文和书籍，均未能一一列出，在此向所有被引用过的文献作者表示最衷心的感谢！

初次编写科普书，经验不足，加上时间限制，在问题的设置及回答内容等方面难免有疏漏甚或不妥之处，欢迎发送邮件至邮箱 *renweifuer@pmph.com*，或扫描封底二维码，关注

"人卫儿科学"。对我们的工作予以批评指正，以期再版时更加完善，回馈读者。

2023 年 6 月于杭州

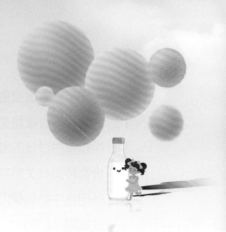

目　录

一、概述 / 1

1. 什么是食物过敏 / 2

2. 什么是食物不耐受 / 5

3. 什么是牛奶蛋白过敏 / 8

4. 牛奶蛋白过敏常见吗 / 11

5. 牛奶蛋白过敏好发的年龄 / 13

6. 新生宝宝会发生牛奶蛋白过敏吗 / 15

7. 哪些宝宝容易发生牛奶蛋白过敏 / 17

8. 母乳喂养宝宝也会发生牛奶蛋白过敏吗 / 19

9. 什么是低敏配方粉 / 22

二、病因及发病机制 / 25

10. 牛奶蛋白过敏是如何发生的 / 26

11. 父母过敏，宝宝容易发生牛奶蛋白过敏吗 / 28

12. 牛奶蛋白过敏是摄入牛奶过多引起的吗 / 30

13. 牛奶蛋白过敏是免疫低下引起的吗 / 32

14. 牛奶蛋白过敏的发生与宝宝出生后的第一口
食物种类有关系吗 / 34

15. 外用含牛奶的保湿膏或化妆品会引起牛奶蛋白
过敏吗 / 36

三、症状 / 39

16. 牛奶蛋白过敏常见的症状有哪些 / 40

17. 牛奶蛋白过敏分 IgE 和非 IgE 介导,其主要
特征分别是什么 / 42

18. 宝宝厌奶是牛奶蛋白过敏吗 / 44

19. 牛奶蛋白过敏宝宝会引起胃肠道炎症吗 / 45

20. 牛奶蛋白过敏会引起宝宝便秘吗 / 47

21. 宝宝皮肤出现的大片红斑和风团与牛奶蛋白
过敏有关吗 / 49

22. 牛奶蛋白过敏可以仅表现口周湿疹吗 / 52

23. 湿疹伴有消化道症状的宝宝要考虑牛奶蛋白
过敏吗 / 53

24. 牛奶蛋白过敏症状一般多大年龄可缓解 / 55

四、实验室检查与诊断 / 57

25. 怀疑牛奶蛋白过敏宝宝需要做检查吗,一般有哪些
检查项目 / 58

26. 血常规嗜酸性粒细胞计数及比例增高,可诊断
　　牛奶蛋白过敏吗 / 60

27. 凭血清过敏原检测可诊断牛奶蛋白过敏吗 / 61

28. 怀疑牛奶蛋白过敏,食物过敏原检测的指标会有
　　变化吗,需要多久复查 / 62

29. 牛奶蛋白特异性 IgE 值升高,可诊断牛奶蛋白
　　过敏吗 / 64

30. 牛奶蛋白特异性 IgE 值升高,但宝宝没有过敏
　　相关症状,要考虑牛奶蛋白过敏吗 / 66

31. 牛奶蛋白特异性 IgG 值升高,可诊断牛奶蛋白
　　过敏吗 / 68

32. 皮肤点刺试验诊断牛奶蛋白过敏有价值吗 / 70

33. 为什么饮食回避 + 激发试验是诊断牛奶蛋白
　　过敏的金标准方法 / 72

34. 怀疑牛奶蛋白过敏宝宝,为什么要进行饮食
　　回避 / 74

35. 母乳喂养的宝宝发生牛奶蛋白过敏,母亲如何
　　进行饮食回避 / 76

36. 饮食回避的时间是多长 / 78

37. 如何进行牛奶蛋白的激发试验 / 79

38. 家中可以进行牛奶蛋白激发试验吗 / 81

39. 诊断牛奶蛋白过敏必须要做激发试验吗 / 83

40. 湿疹宝宝如何确定有无牛奶蛋白过敏 / 85

41. 湿疹宝宝采用氨基酸配方粉喂养之后,仍反复发作,
　　还考虑牛奶蛋白过敏吗 / 87

42. 牛奶蛋白过敏宝宝会合并其他食物过敏吗 / 89

五、鉴别诊断 / 91

43. 腹泻宝宝,是牛奶蛋白过敏还是乳糖不耐受 / 92

44. 便血宝宝,是乳糖不耐受吗 / 93

45. 便血宝宝,是肠道感染还是牛奶蛋白过敏 / 94

46. 便血宝宝,是维生素 K_1 缺乏还是牛奶蛋白
    过敏 / 95

47. 牛奶蛋白过敏宝宝可以仅表现为呕吐吗 / 96

48. 湿疹是否都由牛奶蛋白过敏引起 / 97

49. 牛奶蛋白过敏相关的湿疹与特应性皮炎的
    区别是什么 / 98

50. 婴幼儿荨麻疹除了考虑牛奶蛋白过敏,还需要
    考虑哪些因素 / 100

六、治疗 / 103

51. 母乳喂养宝宝,诊断牛奶蛋白过敏,需要停
    母乳吗 / 104

52. 母乳喂养宝宝,诊断牛奶蛋白过敏,需要添加
    什么配方粉吗 / 105

53. 人工喂养宝宝考虑牛奶蛋白过敏首选什么样
    的配方粉 / 107

54. 新生宝宝牛奶蛋白过敏如何喂养 / 109

55. 牛奶蛋白过敏宝宝,可用羊奶配方粉喂养吗 / 110

56. 牛奶蛋白过敏宝宝,为什么回避牛奶要至少
6 个月 / 112

57. 低敏配方粉有营养吗 / 114

58. 牛奶蛋白过敏宝宝,可以用深度水解蛋白配方粉
和氨基酸配方粉混合喂养吗 / 116

59. 氨基酸配方粉喂养时,为什么大便颜色是墨绿
色的 / 118

60. 氨基酸配方粉转深度水解蛋白配方粉,具体
转奶的方法是怎样的 / 120

61. 氨基酸配方粉喂养会不会延迟转奶 / 122

62. 深度水解蛋白配方粉喂养宝宝如何转奶 / 124

63. 母乳喂养宝宝,出现牛奶蛋白过敏,氨基酸配方粉
喂养 2 周后症状改善,还能转回母乳吗 / 126

64. 宝宝吃氨基酸配方粉 1 个月,湿疹好了也不腹泻
了,可以转深度水解配方粉吗 / 128

65. 宝宝刚开始喝氨基酸配方粉或深度水解
配方粉时不太接受,如发生呕吐、拒奶等
情况时怎么办 / 129

66. 牛奶蛋白过敏宝宝可以采用大豆配方粉吗 / 131

67. 牛奶蛋白过敏宝宝可以用适度水解蛋白配方
粉吗 / 133

68. 1 岁以上仍然牛奶蛋白过敏的宝宝,可以用普通
奶粉吗 / 135

69. 湿疹宝宝需要换低敏配方粉吗 / 137

70. 为什么换了氨基酸配方粉后湿疹还会发生 / 138

71. 怀疑湿疹宝宝牛奶蛋白过敏,要回避牛奶多久才会看到效果 / 140

72. 湿疹宝宝合并牛奶蛋白过敏,如何治疗 / 142

73. 牛奶蛋白过敏宝宝,什么时候添加辅食 / 144

74. 牛奶蛋白过敏宝宝,先添加哪种辅食及辅食添加的顺序 / 146

75. 牛奶蛋白过敏宝宝转奶时可以添加新的辅食吗 / 148

76. 过敏性肠炎的宝宝,在进食氨基酸配方粉后症状缓解,后期如何添加辅食 / 149

77. 牛奶蛋白过敏宝宝,需要用抗过敏药物吗 / 150

78. 湿疹合并牛奶蛋白过敏的宝宝,换用低敏配方粉以后还需要皮肤外用药吗 / 152

79. 牛奶蛋白过敏宝宝,能否用含乳糖的深度水解蛋白配方粉 / 154

80. 对于牛奶蛋白过敏的宝宝,需要用益生菌治疗吗 / 156

81. 牛奶蛋白过敏宝宝症状缓解后,如何安全地再引入牛奶蛋白 / 158

七、随访 / 161

82. 牛奶蛋白过敏宝宝,治疗、随访过程中要着重注意哪些问题 / 162

83. 新生宝宝牛奶蛋白过敏,随着年龄的增长,症状可以改善吗 / 165

84. 深度水解蛋白配方粉喂养宝宝的便便什么样算是
    正常的 / 166

85. 低敏配方粉,宝宝不爱吃,每天奶量不够,应该如何
    提升奶量 / 168

86. 牛奶蛋白过敏是否会引起营养不良 / 169

87. 牛奶蛋白过敏宝宝,长期服用氨基酸配方粉会影响
    宝宝生长发育吗 / 171

88. 氨基酸配方粉长期吃会影响肠道功能
    发育吗 / 172

89. 低敏配方粉长期喂养,会引起佝偻病吗 / 173

90. 低敏配方粉喂养时,需要补充其他
    营养素吗 / 175

91. 牛奶蛋白过敏宝宝,需要定期随诊吗 / 177

92. 牛奶蛋白过敏宝宝,出现什么情况时需要及时
    就诊 / 178

93. 牛奶蛋白过敏宝宝怎样才算脱敏,大约需要多久
    才可以转普通奶粉 / 179

八、预防 / 183

94. 纯母乳喂养可以避免宝宝食物过敏吗 / 184

95. 母亲孕期和哺乳期回避易过敏食物,可以预防
    宝宝食物过敏吗 / 185

96. 母亲孕期服用益生菌,可预防宝宝食物
    过敏吗 / 187

97. 何时添加辅食可预防或减少食物过敏的
发生 　/ 188

98. 宝宝服用益生菌可预防食物过敏吗 　/ 190

99. 牛奶蛋白过敏宝宝可以按时接种疫苗吗 　/ 192

100. 确诊牛奶蛋白过敏的宝宝在疫苗接种上有
什么注意事项 　/ 193

九、个案分析 　/ 195

一、概　述

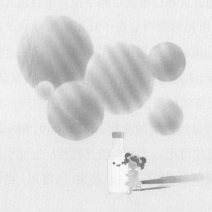

1. 什么是食物过敏

　　食物过敏是食物进入机体后,机体对某种特定食物抗原产生的异常免疫反应,导致机体生理功能紊乱或组织损伤等不良影响,可累及皮肤、呼吸系统、消化系统、心血管系统、神经系统及全身,可反复发生,某些情况下甚至可危及生命。

　　近年来,世界范围内食物过敏的发病率呈逐年上升趋势,食物过敏已经成为全球关注的食品安全和公共卫生问题。受地域、种族、民族、年龄和其他过敏性疾病的影响,食物过敏的发病率相差很大。食物过敏全球总患病率为1%~10%,儿童比成人常见,好发于婴幼儿。随着经济全球化和快速发展,我国儿童食物过敏患病率逐渐接近西方国家,为3.8%~7.7%。

　　目前大部分食物过敏流行病学报告来自患儿或其家长的自我报告,故所得结果明显高于真正的流行病学数据。但食物过敏真正的流行病学数据较难获得,其诊断金标准为口服食物激发试验,尤其是双盲安慰剂对照食物激发试验,但有发生严重过敏反应的风险,需在医疗机构实施。

　　临床上可导致过敏的食物有170余种,90%以上的婴幼儿食物过敏反应可由八大类食物及其相应制品引起,如牛奶、鸡蛋、花生、树坚果(榛子、核桃、腰果、巴西果)、贝类、鱼、大豆和小麦。除此之外，芝麻、谷物、某些蔬菜和水果过敏的发生也逐渐增多。很多儿童随着年龄增长对一些食物逐渐耐受，比如牛奶、鸡蛋、大豆和小麦，但部分宝宝可处于持续过敏状态，比如花生、坚果、鱼和贝类。

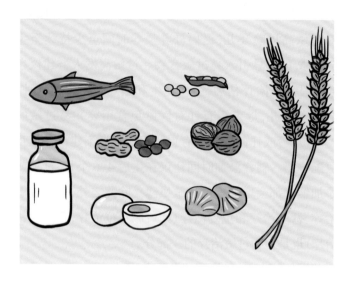

根据发病机制的不同，食物过敏可以分为免疫球蛋白 E（immunoglobulin E, IgE）介导型、非 IgE 介导型和混合介导型。IgE 介导的食物过敏指接触食物变应原后数分钟至 2 小时内即可发生，对摄入的剂量依赖性较弱，免疫机制明确；临床上常引起急性荨麻疹、血管性水肿、接触性荨麻疹、严重全身过敏反应以及食物依赖运动诱发的严重过敏反应等；非 IgE 介导的食物过敏往往在进食后数小时甚至数天内发生，对摄入的剂量依赖性较强，属于细胞免疫介导的迟发型超敏反应，具体机制尚不清楚，主要由 T 淋巴细胞介导，调节性 T 细胞、树突状细胞参与该过程；常见的疾病有食物蛋白诱发的小

肠结肠炎综合征、食物蛋白诱发的过敏性直肠炎等。混合介导的食物过敏，兼有以上两种类型食物过敏的发病机制，常表现为特应性皮炎、嗜酸性粒细胞性食管炎和嗜酸性粒细胞性胃肠炎等。

合理的饮食回避是食物过敏治疗最有效的管理方式。针对过敏高风险婴儿，提倡母乳喂养时间至少持续至生后4~6个月，可尽早引入易过敏食物。过敏高发人群建议在生后4~6月龄风险评估后，引入花生和熟鸡蛋作为辅食种类。母乳喂养婴儿，母亲需有针对性避免食用婴儿易过敏的食物。<6月龄或任何年龄段有胃肠道症状者不建议常规食用大豆配方奶。辅食添加时间建议在生后4~6个月，过早或过晚添加辅食都会增加食物过敏风险。除此之外，严重过敏反应治疗、营养治疗和免疫治疗（如口服免疫治疗，靶向生物制剂治疗）也是食物过敏治疗的一部分。

英国国家健康和临床优化研究所（NICE）、欧洲过敏和临床免疫学学会（EAACI）、美国国家过敏和传染病研究所（NIAID）以及日本儿童食物过敏指南（JPGFA）提出：近年来，食物过敏的患病率明显增加，并存在潜在严重后果。不同的发病机制可出现不同的临床表现。诊断食物过敏强调诊断流程和规范性。治疗与预防方面，一些观念已得到更新，要遵循相关共识和指南。

（江米足）

2. 什么是食物不耐受

食物不耐受是指机体摄入食物或食物添加剂所引起的食物不良反应,包括代谢性、毒性、药理学和不明机制的非免疫反应,不涉及免疫机制。食物不耐受与食物过敏均属于食物不良反应,容易混淆,需要进行鉴别。

食物过敏与食物不耐受

```
            食物不良反应
           ┌─────┴─────┐
        毒性反应      非毒性反应
          │         ┌────┴────┐
      细菌毒素    免疫介导   非免疫介导
      黄曲霉毒素    │          │
      食物中毒  ┌───┴───┐   食物不耐受
           食物过敏反应  乳糜泻
       ┌──────┼──────┐
    IgE介导 非IgE介导 IgE和非IgE
                      混合介导
      │       └───┬───┘
   Ⅰ型变态   Ⅲ型和Ⅳ型变态反应
   反应
```

食物过敏反应

酶缺乏:乳糖不耐受、果糖不耐受
药物性:咖啡因、酪胺
非特异性:食物不耐受

欧洲变态反应和临床免疫学会(EAACI)推荐的命名和分类

食物不耐受的症状隐蔽,在人群中患病率高。全球范围内,约近一半人群会对某种食物产生不耐受,婴儿和儿童肠道屏障和免疫功能发育不完善,故食物不耐受的发生率比成人高。食物不耐受可分为宿主依赖性和非宿主依赖性。糖类不耐受,如乳糖不耐受,是最常见的食物不耐受类型,由于乳糖酶水平在断奶后逐渐下降,其患病率随年龄增长而升高。食物不耐受确切的流行病学数据尚不清楚,如乳糖、谷氨酸钠、组胺以及非乳糜泻谷蛋白不耐受症。

免疫介导的食物过敏和非免疫介导的食物不耐受均属于食物不良反应。为了更好地区分两者,举个例子:某宝宝可能对牛奶蛋白产生免疫反应即牛奶蛋白过敏,也可能缺乏乳糖酶无法消化乳糖而对牛奶不耐受即乳糖不耐受。其中,牛奶蛋白会引发不良免疫反应,故被认为是一种过敏原;因无法消化乳糖使得胃肠道中产生过量的液体,导致腹痛和腹泻等临床症状,这种情况被称为乳糖不耐受。这里,牛奶中的乳糖并不是过敏原,也不涉及免疫反应。

食物不耐受通常亚急性或慢性起病,症状持续时间长,且呈非特异性,临床表现除了消化道外,也可能涉及其他器官或系统。如乳糖不耐受属宿主依赖性食物不耐受,其临床表现以胃肠道症状为主,包括腹痛、腹泻等。宿主非依赖性食物不耐受最常见的症状为慢性荨麻疹或血管神经性水肿,如皮疹、皮肤潮红瘙痒等。与食物过敏不同的是,食物不耐受的症状出现和严重程度常为剂量依赖性。IgE 介导的食物过敏常常为急性发病,可出现致命性临床症状,非 IgE 或混合介导的食物过敏与食物不耐受的临床症状不容易区分,需要根据发病特点、进食食物种类和其他的辅助检查相鉴别。食物不耐受患者可同时对多种食物产生不耐受,且不同人群对同一种食物的不耐受,也会表现出不同的症状。食物不耐受往往与肠易激综合征等功能性胃肠病症状重叠,大多数肠易激综合征患者存在某种形式的食物不良反应,如短链发酵碳水化合物(FODMAP)饮食;而许多食物不良反应导致胃肠道症状的患者,被诊断为肠易激综合征或其他功能性胃肠病。

根据食物不耐受的种类,在医生指导下采取不同方法进行诊断。比如:乳糖不耐受用氢呼气试验或粪还原糖检测。改善饮食结构,避免不耐受食物摄入是治疗食物不耐受的最佳途径,调整饮食后症状大多能消除。虽然食物不耐受不会造成生命危险,但由于其造成胃肠功能障碍比较普遍,故了解食物不耐受对机体功能的不良影响是非常有必要的。

美国国家过敏和传染病研究所(NIAID)专家小组2010年发布的权威定义:食物不耐受是包括代谢、毒性、药理学和未知机制的非免疫反应,其发病机制复杂,临床上食物不耐受主要表现为乳糖/果糖不耐受、组胺等血管活性胺类不耐受以及对食物的非特异性反应,如非麦胶肠病性的麦胶敏感等。明确食物不耐受的种类,科学饮食,回避或少食不耐受的食物,有助于疾病恢复及生活质量的提高。

(江米足)

3. 什么是牛奶蛋白过敏

牛奶蛋白过敏是指机体对牛奶蛋白产生的由免疫机制介导的一种不良反应。好发于<3岁儿童,发病率在生后第一年达到高峰,后随年龄增长而下降。牛奶蛋白过敏可由IgE介导、非IgE介导或两者混合介导,不同发病机制的临床表现各有侧重。80%牛奶蛋白过敏在3~4岁可自然临床耐受,预后良好。

牛奶蛋白过敏是一种对特异性蛋白的异常免疫反应。主要是酪蛋白和/或乳清蛋白,存在于配方奶或母乳中。与大豆蛋白有一些交叉反应,特别是在非IgE介导的过敏反应中。母乳喂养宝宝中,牛奶蛋白也可通过母亲饮食使婴儿致敏;酸奶和奶酪等乳制品中也存在牛奶蛋白,可引起过敏。婴儿早期特应性皮炎病史和特应性疾病阳性家族史是牛奶蛋白过敏的高危因素。

根据发病机制的不同,牛奶蛋白过敏可以分为IgE介导型、非IgE介导型和混合介导型,其中婴儿时期以非IgE介导型更为常见。IgE介导型牛奶蛋白过敏以急性发病为特征,通常在摄入乳制品后数分钟到2小时内发病,涉及1个或多个靶器官,如皮肤(荨麻疹和血管性水肿)、呼吸系统(鼻结膜炎和哮喘)和胃肠道(恶心、呕吐和腹泻)等。值得注意的是,心力衰竭、晕厥和尿失禁是其最严重临床表现。非IgE介导型可在数小时或数天发病,受累的器官主要以消化道和皮肤为主,消化道受累以各种食物蛋白诱导的肠道病变为主,包括食物蛋白诱导的小肠结肠炎综合征、食物蛋白诱导的过敏性直肠结肠炎以及食物蛋白诱导的肠病等,还可出现包括婴儿肠绞痛、胃食管反流、功能性腹泻和功能性便秘等功能性胃肠病,而皮肤受累多以特应性皮炎为主。混合介导型为迟发或慢性发病,常表现为特应性皮炎或嗜酸性粒细胞性胃肠道疾病。当摄入牛奶蛋白时,症状可反复发生。

根据临床表现可将牛奶蛋白过敏分为轻~中度和重度。具有一种或多种下列症状为轻~中度牛奶蛋白过敏:①胃肠道:反复反流、呕吐、腹泻、便秘(单独存在时,与过敏的关系不能明确)、便血;②皮肤:湿疹样表现、红斑、风团、血管性水肿;③呼吸系统:非感染性流涕、慢性咳嗽及喘息;④一般情况:反复肠绞痛、流涕、慢性咳嗽及喘息。具有 1 种或多种下列症状为重度牛奶蛋白过敏:①胃肠道:由于拒食、腹泻、呕吐或反流造成生长障碍、便血造成血红蛋白下降、蛋白丢失性肠病;②皮肤:严重渗出性湿疹样表现伴有生长障碍、低蛋白性贫血或缺铁性贫血;③呼吸系统:伴有呼吸困难的急性喉头水肿或支气管阻塞;④严重过敏反应:症状进展迅速、累及 2 个以上器官系统,尤其是心血管系统,出现如血压下降及心律失常等表现,甚至过敏性休克,及多种过敏原过敏。

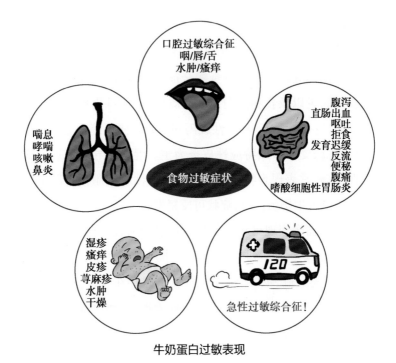

口腔过敏综合征
咽/唇/舌
水肿/瘙痒

喘息
哮喘
咳嗽
鼻炎

食物过敏症状

腹泻
直肠出血
呕吐
拒食
发育迟缓
反流
便秘
腹痛
嗜酸细胞性胃肠炎

湿疹
瘙痒
皮疹
荨麻疹
水肿
干燥

急性过敏综合征!

牛奶蛋白过敏表现

　　牛奶蛋白过敏的诊断,病史询问和体格检查是非常重要的。强调询问宝宝的过敏史,包括特应性疾病的家族史、牛奶蛋白来源及摄取量以及过敏症状。实验室检查包括皮肤点刺试验、血清特异性 IgE 检测筛查、食物回避试验与口服食物激发试验。口服食物激发试验为确诊依据。可通过临床表现、皮肤点刺试验和 / 或特异性 IgE 阳性对 IgE 介导牛奶蛋白过敏进行初步诊断。而非 IgE 介导牛奶蛋白过敏症状非特异性,除临床表现有所不同以及口服食物激发试验进行诊断之外,无有效的检测方法,故容易误诊。

　　牛奶蛋白过敏缺乏特异性治疗方法,牛奶蛋白回避是最主要的治疗措施。对于重度牛奶蛋白过敏,首选氨基酸配方粉;轻中度牛奶蛋白过敏可选择深度水解蛋白配方粉作为饮食回避的替代配方,也可选择氨基酸配方粉。母乳喂养儿发生牛奶蛋白过敏应继续母乳喂养,母亲需回避牛奶及奶制品至少2~4周。若母亲回避牛奶及奶制品后症状改善,母亲可逐渐引入牛奶,如症状再次出现,则母亲在哺乳期间均应进行牛奶蛋白饮食回避。

牛奶蛋白过敏是婴幼儿最常见的食物过敏之一。其发病率高,且可能会造成严重的临床后果。世界过敏组织(WAO)、欧洲儿科胃肠病学、肝病学和营养协会(ESPGHAN)、英国过敏和临床免疫学学会(BSACI)以及中华医学会儿科学分会等,基于临床证据制定诸多共识与指南,以解决这全球性的公共卫生问题。牛奶蛋白过敏的诊断具有挑战性,牛奶蛋白过敏的管理通常根据喂养类型和宝宝的年龄制订个体化诊疗方案。正确识别和管理牛奶蛋白过敏对于保证婴儿正常生长发育和预防严重并发症至关重要。

(江米足)

4. 牛奶蛋白过敏常见吗

牛奶蛋白过敏是儿童早期最常见的食物过敏之一。基于自我报告的调查显示,全球牛奶蛋白过敏发生率为1.2%~17%,生后第一年的婴儿发生率高达7.5%。我国部分城市调查显示,婴幼儿牛奶蛋白过敏发病率为 0.83%~3.5%。

　　流行病学数据表明,近年来食物过敏的发病率有所增加。儿童最常见的食物过敏包括牛奶、鸡蛋、坚果、大豆、小麦和鱼类。牛奶蛋白是婴幼儿配方最常用的蛋白质来源,故牛奶蛋白过敏仍是全世界最常见的食物过敏,约占所有儿童食物过敏的 1/5。

　　牛奶蛋白过敏发病率在生后第一年达到高峰,后随年龄增长而下降。学龄前、5~16 岁儿童和成人,牛奶蛋白过敏的发病率分别为 1%~17.5%、1%~13.5% 和 1%~4%。德国的一项多中心研究显示,IgE 介导牛奶蛋白过敏发病率从 2 岁的 4%,逐渐下降到 10 岁时的不足 1%。

　　英国的一项研究显示,10.9% 致命或接近致命的过敏反应是牛奶蛋白过敏所致,常发生于儿童和年轻人中。牛奶蛋白也是导致临床严重过敏反应抢救和使用肾上腺素的主要食物过敏原之一。一项来自新加坡的回顾性研究报道,124 例食物过敏儿童(诊断包括血管神经性水肿、过敏性休克)中,13% 由牛奶蛋白和鸡蛋引起,无死亡病例,总住院率为 34%,住院原因主要是中~重度喘息或低血压。造成致命后果的主要因素是没有给患儿及时注射肾上腺素。

　　基于症状的评估、食物激发试验、皮肤点刺试验和血清特异性 IgE 研究结论显示,牛奶蛋白过敏发病率明显低于自我报告。但自我报告体现的是患儿及其监护人就医意愿,也应被重视。欧洲预防研究院对 12 049 例 0~24 个月婴幼儿进行出生队列研究,利用严格的双盲安慰剂对照食物激发试验诊断牛奶蛋白过敏,结果显示总体发病率为 0.54%,英国、荷兰的发病率为 1%,立陶宛、德国和希腊则均<0.3%。其中,23.6% 牛奶蛋

白过敏儿童特异性 IgE 阴性。另一项多中心、横断面研究,纳入 35 549 例印度、中国和俄罗斯 24~30 个月的婴幼儿进行了皮肤点刺试验和血清特异性 IgE 试验,结果显示中国(香港、广州、韶关)牛奶蛋白过敏发病率为 1.0%~6.7%,其中中国香港为 6.7%(最高),而俄罗斯为 1.2%,印度为 2.1%。

世界过敏组织(WAO)更新 DRACMA 指南认为,牛奶蛋白过敏仍是世界范围内过敏专科医生和儿科医生持续关注的问题。乳制品过敏比花生过敏更为常见,是儿童早期最常见的食物过敏之一,也常与致命过敏反应相关。

(胡晨旻　江米足)

5. 牛奶蛋白过敏好发的年龄

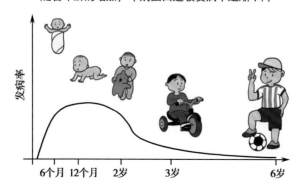

随着年龄的增加,牛奶蛋白过敏发病率逐渐下降

　　牛奶蛋白过敏发病与开始牛奶喂养的时间有关。在儿童人群中比成人更加常见,尤其好发于婴幼儿,部分新生儿期即可发病,少数宝宝第一次喂牛奶也可发病,2~4 个月婴儿是高发人群,占到婴幼儿牛奶蛋白过敏 60% 以上。

　　牛奶蛋白过敏的发病与抗原暴露有关,牛奶蛋白是婴幼儿最早接触的异体蛋白,也是婴儿时期最主要的食物蛋白来源。绝大多数家长选择在婴儿期添加奶粉或其他奶制品,因此,牛奶蛋白过敏多在<1 岁的婴儿中发现。

　　相关临床研究显示了牛奶蛋白过敏的好发年龄:

　　(1)有研究对 2009 年 2~12 月在中国医科大学附属盛京医院儿科就诊,符合牛奶蛋白过敏诊断 180 例患儿分析发现,牛奶蛋白过敏的高发年龄段为 2~4 月龄组,占 35%;其次是 14 天~2 月龄组,占 23.9%。

　　(2)国内另外一项研究对 2019 年 10 月~2020 年 11 月在首都儿科研究所附属儿童医院变态反应科门诊确诊的 IgE 介导的 106 例牛奶蛋白过敏宝宝分析发现,39.6% 为婴儿,宝宝首次出现牛奶蛋白过敏症状的年龄为 5.8 月龄,即多在婴儿期首次引入牛奶蛋白时。

　　(3)美国的一项前瞻性研究对普通儿科诊所中的 480 名新生儿随访至 3 岁后发现,根据父母报告,食物过敏的发生率为 28%,牛奶蛋白过敏发生率为 8%,其中 2.27%~2.5% 发生在 2 岁前。

　　(4)国外有学者荟萃分析了 7 项研究后发现牛奶蛋白过敏在学龄前儿童的发病率为 0.5%~2%,5~16 岁为 0.5%,成人不到 0.5%。

(5)一项对欧洲 10 个国家的横断面研究表明,婴儿期是大多数牛奶蛋白过敏发生的时期,并表明大多数儿童患者将"长大后不再出现牛奶蛋白过敏"。

根据 WAO 2010 年发布的牛奶过敏(DRACMA)的诊断和行动指南指出,牛奶蛋白过敏在学龄前儿童、5~16 岁儿童和成人的牛奶蛋白过敏患者报告范围分别为 1%~17.5%、1%~13.5% 和 1%~4%,由此得出结论,牛奶蛋白过敏好发于儿童,尤其是婴幼儿。

(胡晨旻　江米足)

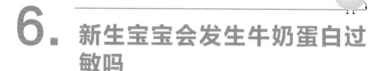

6. 新生宝宝会发生牛奶蛋白过敏吗

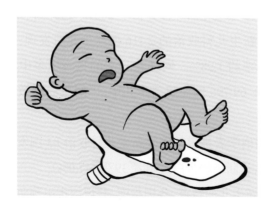

牛奶蛋白过敏是指机体对牛奶中某些蛋白质分子发生的异常免疫反应,常发生于出生后最初数月,是 3 岁以内婴幼儿最常见的食物过敏性疾病。而新生宝宝也会发生牛奶蛋白过敏,且同样是最常见的新生儿食物过敏性疾病。

新生儿牛奶蛋白过敏的发病机制有以下几种:①妊娠第 10 周开始胸腺出现增殖,脐血单个核细胞能对花粉、卵清蛋白等多种抗原产生特异性 T 淋巴细胞增殖反应,表明宫内已具备致敏条件,过敏可在宫内发生;②新生儿的免疫系统尚不成熟,肠道黏膜屏障发育不全,消化液分泌缺乏,肠壁通透性增高,肠道黏膜屏障易被破坏,进而易引发过敏反应;③少量牛奶蛋白也可通过母乳传递使宝宝致敏;④胃肠道手术及抗生素等的应用会增加牛奶蛋白过敏的发生概率。

相关临床研究显示新生宝宝会发生牛奶蛋白过敏:

(1)2005 年,有报道 1 例早产儿在生后数小时经配方奶喂养后即出现过敏性肠炎症状。

(2)2010 年美国报道 1 例类似坏死性小肠结肠炎表现的新生儿过敏性肠炎。

(3)日本专家在回顾性评估了 2001—2007 年间千叶海滨市立医院新生儿科收治的 2 116 例新生儿后发现,牛奶蛋白过敏发生率约 1.98%。同样在日本的另一项多中心临床调查发现,在 69 796 例住院新生儿中,牛奶蛋白过敏发生率为 0.21%。

(4)国内学者报道某医院新生儿科收治 83 例发生便血的早产儿中,诊断牛奶蛋白过敏者 39 例(47.0%)。

基于新生儿的特点,各国指南、共识均指出预防牛奶蛋白过敏最重要的是坚持母乳喂养 4~6 个月。当不能母乳喂养或母乳不足时,存在过敏高风险的婴儿可选择适度水解蛋白配方粉。对于有家族过敏史的高危儿,可鼓励 4~6 月龄尽早开始少量易致敏物质摄入,不仅可预防湿疹、腹泻、便血等过敏情况的发生,而且不会对宝宝生长发育产生影响。

(杨 婷　江米足)

7. 哪些宝宝容易发生牛奶蛋白过敏

目前一般认为过敏体质(具有已确诊的变应性鼻炎、哮喘、特应性皮炎、荨麻疹、已确认的食物过敏等过敏性疾病患者视为特应性个体)、家族过敏性疾病史(如哮喘、湿疹、鼻炎、其他食物过敏史等)是婴幼儿发生牛奶蛋白过敏的危险因素,且遗传易感性、多重食物过敏在迟发型牛奶蛋白过敏患儿免疫反应中具有重要作用。也有研究提出剖宫产出生、人工喂养、母亲孕期及婴幼儿使用抗生素等因素会使牛奶蛋白过敏患病风险升高,但目前仍缺乏统一的结论。

既往研究证实,牛奶蛋白过敏是一种由多种遗传和环境因素共同作用所致的疾病,有儿童的病例对照研究显示, *TMPRSS6 rs855791 TT* 基因型可能为牛奶蛋白过敏的易感基因型。而剖宫产与过敏性疾病包括牛奶蛋白过敏之间的关联已有不少研究报道,其可能的原因在于经阴道分娩的婴幼儿更容易获得母体的肠道菌群从而建立正常的肠道微生态。母乳喂养有助于婴幼儿正常免疫环境和肠道微生态的建立。多个研究提示,在母乳喂养婴幼儿肠道菌群中双歧杆菌属占主导地位,而在配方粉喂养的婴幼儿,则类杆菌属和梭状芽孢杆菌和肠杆菌占主导,这种菌群失调与过敏性疾病包括婴幼儿牛奶蛋白过敏的风险增加有关。

相关临床研究显示了牛奶蛋白过敏的高危因素:

(1)国内的一项研究采用多因素 logistic 回归分析发现,母亲食物过敏、母孕期抗生素暴露、开始添加辅食月龄<4 个月是诱发牛奶蛋白过敏的高危因素。

(2)Sardecka 等研究发现,有过敏家族史的婴儿牛奶蛋白过敏的发病率是普通家庭的 3 倍,母乳喂养持续时间越长,牛奶蛋白过敏的发生率越低。

(3)荷兰的一项大型研究发现,母亲孕期使用抗生素及生后抗生素暴露与牛奶蛋白过敏风险增加相关,且风险随着使用抗生素数量的增加而增加。该研究也发现儿童使用抗生素与牛奶蛋白过敏风险增加相关,并且风险随着儿童使用抗生素数量的增加而增加。所有常用的抗生素都与牛奶蛋白过敏风险增加有关,其中头孢菌素的相关性较强。

(4)爱尔兰的一项研究发现,在生后 24 小时内给予普通配方粉的婴儿患牛奶蛋白过敏的可能性是纯母乳喂养婴儿的 7.03 倍。

根据 2013 年《中国婴幼儿牛奶蛋白过敏诊治循证建议》

指出,牛奶蛋白过敏高危儿包括:本身具有特应性体质,或合并其他过敏性疾病,或具有过敏性疾病家族史者(如湿疹、哮喘、变应性鼻炎、其他食物过敏等)。

(杨 婷 江米足)

8. 母乳喂养宝宝也会发生牛奶蛋白过敏吗

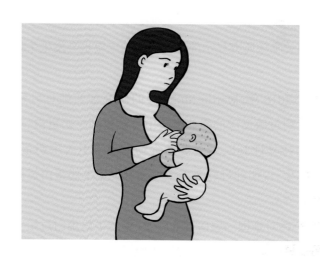

　　母乳中的分泌型免疫球蛋白 A(secretory immunoglobulin A,sIgA)以及可溶性因子可诱导婴儿胃肠道屏障和免疫应答的早期成熟,减少婴儿接触异种蛋白机会。因此,对于新生

儿,母乳是最安全的食物。但纯母乳喂养的宝宝也可发生牛奶蛋白过敏。

普通配方粉和普通牛奶可引起机体过敏的蛋白质主要是酪蛋白和乳清蛋白,前者有 α- 酪蛋白、β- 酪蛋白和 κ- 酪蛋白,后者主要是 α- 乳白蛋白和 β- 乳球蛋白。而人乳不含 α- 酪蛋白和 β- 乳球蛋白,而 β- 酪蛋白和 κ- 酪蛋白含量也很低,相对发生过敏概率较低。但有少数存在特异性 IgE 的牛奶蛋白过敏患者,在抗牛奶蛋白酪蛋白的同时也抗人乳的 β- 酪蛋白甚至乳清蛋白,从而发生过敏反应。此时发生过敏反应可能人乳 β- 酪蛋白和牛乳的 β- 酪蛋白各有一半的作用,即发生交叉反应。另外,哺乳母亲摄入的食物过敏原进入乳汁仍具有抗原活性,可致纯母乳喂养宝宝出现湿疹、肠绞痛、腹泻、呕吐等过敏症状。

相关临床研究显示纯母乳喂养的宝宝也会发生牛奶蛋白过敏:

(1)2016 年,Martín Muño 等的研究证实纯母乳喂养发生速发型过敏反应的婴儿血清中可检测到牛奶蛋白、鸡蛋和花生的特异性 IgE,尽管婴儿食物中尚未引入牛奶蛋白、鸡蛋和花生,说明纯母乳喂养宝宝具有发生牛奶蛋白过敏的可能性。

(2)在对泰国一家医院儿科 10 年的牛奶蛋白过敏宝宝的回顾性研究发现,其中有 3.2% 为纯母乳喂养婴儿。

虽然缺乏强有力的证据显示母乳喂养可预防特应性疾病,但因母乳喂养对婴儿的营养与免疫方面的作用,对婴儿心理发育的益处和其他优点是其他任何食物无可替代的,因此,各国指南及 WHO 仍然建议所有婴儿,包括有特应性疾病家族史的婴儿应纯母乳喂养至 4~6 月龄,除非有医学方面的禁忌情况。母乳喂养婴儿发生的牛奶蛋白过敏,临床上可从哺乳后临床症状出现的时间鉴别速发型与延迟型两类。一般轻、中度速发型牛奶蛋白过敏的婴儿在母亲停止摄入牛乳制品后过敏症状可缓解;母亲宜继续哺乳,但母亲需补充钙剂和维生素 D_3。少数严重的速发型牛奶蛋白过敏的母亲停止摄入乳制品后,婴儿过敏症状仍不缓解者宜暂停母乳喂养,可选用氨基酸配方粉喂养。

2017 年,英国发表的"牛奶过敏基础保健指南"提出基层医生对轻、中度的非 IgE 介导牛奶蛋白过敏临床诊断可依据治疗结果作为佐证,即纯母乳喂养时严格限制母亲饮食中的乳制品,如伴特应性皮炎或严重消化道症状,同时亦限制禽蛋食物 2~4 周,症状未改善宜转诊;症状改善者,母亲恢复正常饮食,不再出现症状,可排除牛奶蛋白过敏;母亲恢复正常饮食 1 周后症状再出现,可进行家庭口服食物激发试验,即重复严格限制母亲饮食中的乳制品,症状改善时可确诊牛奶蛋白过敏。如奶量不足可采用氨基酸配方粉。

(杨 婷 江米足)

21

9. 什么是低敏配方粉

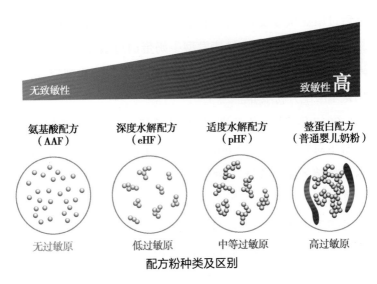

配方粉种类及区别

　　低敏配方粉就是一种营养粉,国内外权威指南将氨基酸配方粉和深度水解配方粉定义为低敏配方粉,用于牛奶蛋白过敏宝宝治疗。在上市前的临床试验中,使用治疗性配方营养粉在90%确诊牛奶蛋白过敏的婴儿或儿童中不会诱发过敏反应,总含氮物质中的免疫反应蛋白占比<1%。同时需要满足:安全、耐受良好、营养充足全面及与普通婴儿配方粉成分相似等条件。在我国,低敏配方粉应该是经过严格注册审批管理的特殊医学用途配方食品,即:为满足进食受限、消化吸收障碍、代谢紊乱或者特定疾病状态人群对营养素或膳食

的特殊需要,专门加工配制而成的配方食品。需要特别注意的是,特殊医学用途配方食品需在医生或临床营养师的指导下使用。

迄今为止,严格回避牛奶蛋白摄入是治疗牛奶蛋白过敏唯一有效的方法,因此如何选择低敏配方粉,改善牛奶蛋白过敏宝宝症状并促进其生长发育显得尤为重要。

深度水解配方粉是将牛乳蛋白通过加热、超滤、水解等特殊工艺使其形成二肽、三肽和少量游离氨基酸的终产物,大大减少了变应原独特型表位的空间构象和序列,从而显著降低抗原性。美国儿科学会、欧洲儿科胃肠肝病营养学会、中华医学会等权威组织推荐深度水解配方粉用于婴幼儿牛奶蛋白过敏的管理,经临床证实安全有效。

虽然深度水解配方粉分子量小,抗原性也大大降低,其对牛奶蛋白过敏宝宝的治疗效果得到公认,但因深度水解配方粉中仍残留微量变应原,10% 的牛奶蛋白过敏宝宝仍无法耐受,因而在牛奶蛋白过敏宝宝无法耐受深度水解配方粉治疗时必须采用氨基酸配方粉。同时,在食物过敏的长期营养管理中,深度水解配方粉可作为氨基酸配方粉治疗后的序贯治疗。

氨基酸配方粉不含肽段,其蛋白质来源完全由游离氨基酸替代提供。可以用于牛奶蛋白过敏婴儿诊断时的回避 + 食物激发时替代食品,同时也是牛奶蛋白过敏宝宝的理想食物替代品,可用于几乎所有类型的牛奶蛋白过敏宝宝。

低敏配方粉包括氨基酸配方粉和深度水解配方粉,可用于婴幼儿牛奶蛋白过敏的快速诊断和牛奶蛋白过敏宝宝的长期营养替代治疗。对于轻中度牛奶蛋白过敏的婴儿初始治疗时,一般建议使用深度水解配方粉作为替代食品;重度牛奶蛋白过敏婴儿和不能耐受深度水解配方粉的牛奶蛋白过敏婴儿建议使用氨基酸配方粉作为替代食品。

适度水解配方粉并不是低敏配方,不能作为牛奶蛋白过敏宝宝的替代食品。

（孙　梅）

二、病因及发病机制

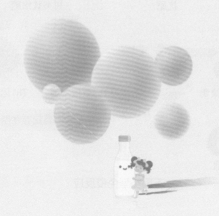

10. 牛奶蛋白过敏是如何发生的

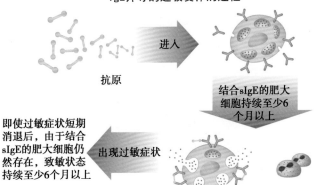

IgE介导的过敏发作的过程

抗原　　进入

结合sIgE的肥大细胞持续至少6个月以上

即使过敏症状短期消退后，由于结合sIgE的肥大细胞仍然存在，致敏状态持续至少6个月以上

出现过敏症状

分泌组胺等　　促进嗜酸性粒细胞生成

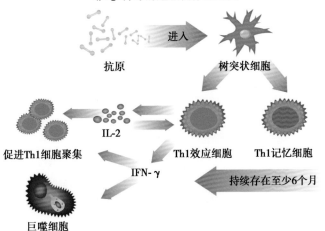

非IgE介导的过敏发作的过程

抗原　　进入　　树突状细胞

IL-2

促进Th1细胞聚集　　Th1效应细胞　　Th1记忆细胞

IFN-γ

持续存在至少6个月

巨噬细胞

不同类型免疫反应

26

食物过敏是食物不良反应的一种,当食物中一种或多种特定成分进入人体后,使机体致敏,再次反复进入可导致机体对之产生异常免疫反应,引起生理功能紊乱和/或组织损伤,进而引发一系列临床症状。牛奶蛋白过敏是儿童食物过敏中最常见的一种,牛奶中蛋白质对人体来讲是异体蛋白,是潜在变应原,宝宝(尤其有过敏家族史者)初次接触时机体可产生相应抗体,使免疫细胞产生特异性抗体过程的记忆,当再次接触牛奶蛋白后,机体会发生抗原-抗体免疫反应,出现一系列非特异性临床表现如消化系统(呕吐、腹泻、血便)、呼吸系统(哮喘、流涕、喷嚏)、皮肤(湿疹、荨麻疹)等。根据其发生的免疫学机制不同,可分为 IgE 介导、非 IgE 介导、IgE 和非 IgE 混合介导的牛奶蛋白过敏。IgE 介导的过敏反应相当于"快速反应部队",可引起宝宝速发过敏反应,多以皮肤症状突出,可出现急性荨麻疹、口过敏综合征等,严重者可导致过敏性休克。非 IgE 介导相当于"常规部队",在接触过敏原后的数小时或数天才出现反应,多表现胃肠道症状,和/或偶尔表现慢性皮肤症状。

目前对牛奶蛋白过敏发生的免疫学机制并不十分清楚,主要依据是否为免疫球蛋白 IgE 介导的,分为 IgE 介导、非 IgE 介导、IgE 和非 IgE 混合介导。

(1)IgE 介导的牛奶蛋白过敏,症状出现迅速,演变快,从接触变应原后的几分钟到 2 小时不等,通常被称为"速发超敏反应"。生理状态下食物在口腔咀嚼后,在胃内接受胃酸和胃蛋白酶的消化,再在小肠经过胰蛋白酶、小肠黏膜酶等进一步消化,最终形成小分子短肽,被小肠细胞吸收。而各种原因导致的未完全消化的、分子结构较大的食物抗原,可引起肥大细胞脱颗粒导致过敏反应。

（2）非 IgE 介导的牛奶蛋白过敏宝宝没有表现出对牛奶蛋白的特异性 IgE，其皮肤点刺试验和血清特异性 IgE 抗体检测均为阴性。这类过敏反应的特点是反应迟缓，在摄入牛奶蛋白后数小时或数天后出现症状。因此常被归类为"迟发过敏反应"。由于对非 IgE 介导的食物过敏临床上缺乏可靠的检验方法，故尚不能清楚地认识这些疾病的发生机制。

（3）IgE 介导的过敏反应和非 IgE 介导的过敏反应并不相互排斥，可以通过不同途径在同一种疾病中发挥作用。

国内外共识或指南：如世界变态反应组织（WAO）、欧洲胃肠肝病营养学会（ESPHGAN）等组织的指南中都将牛奶蛋白过敏分为 IgE 介导、非 IgE 介导、IgE 和非 IgE 混合介导。

（张 琳）

11. 父母过敏，宝宝容易发生牛奶蛋白过敏吗

牛奶蛋白过敏的发生与诸多因素有关，遗传倾向是其中重要因素之一。父母中有一方或双方有食物过敏或变态反应性疾病（如变应性皮炎、过敏性鼻炎、哮喘等），会增加宝宝牛奶蛋白过敏的发生风险。

遗传和环境因素不可忽略

父母均患
过敏性疾病者

子代过敏发病率
为40%~60%

父母单方患
过敏性疾病者

子代过敏发病率
为20%~40%

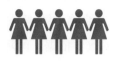

母亲患过敏性疾病的
后代特应性皮炎发生率
是父亲患过敏性疾病的5倍

遗传易感性和环境因素共同决定食物特异性IgE介导的食物过敏的复杂表现

目前越来越多的研究表明，父母中有一方或双方有食物过敏或变态反应性疾病，会增加宝宝牛奶蛋白过敏的发生率。一项在中国珠江三角洲的大规模多中心前瞻性研究显示，父母中一人或双方有食物过敏和／或特应性家族史与确诊婴儿牛奶蛋白过敏密切相关。一项涉及80例疑似牛奶蛋白过敏宝宝，其中32例经口服食物激发试验确诊为牛奶蛋白过敏，通过分析其临床特点和影响因素，做单因素及多因素Logistic回归发现，家族过敏史、维生素D不足、特异性牛奶蛋白IgE阳性是影响1岁以下婴儿发生牛奶蛋白过敏的高危因素。澳大利亚一项基于人群的研究显示，食物蛋白诱导的小肠结肠炎综合征，与过敏疾病的家族史有很强的一级亲属关系。法国的一项多中心横断面研究显示，1 133名症状疑似牛奶蛋白过敏宝宝中，86%病例报告有特应性家族史，260名确诊的牛奶蛋白过敏婴儿中，88%有过敏家族史。波兰的一项研究表明，有家族过敏史的婴儿，其牛奶蛋白过敏的发病率较正常人群高出3倍。

国内外共识或指南都指出父母或兄弟姐妹有特应性家族史(如食物过敏、哮喘、变应性鼻炎等)是诊断婴儿牛奶蛋白过敏的重要依据。国际 iMAP 指南特别强调过敏病史的询问，即有过敏家族史的宝宝更倾向于诊断牛奶蛋白过敏，因此询问家族过敏史是牛奶蛋白过敏诊断流程中的一项重要内容，父母过敏，宝宝更容易发生牛奶蛋白过敏。

（张　琳）

12. 牛奶蛋白过敏是摄入牛奶过多引起的吗

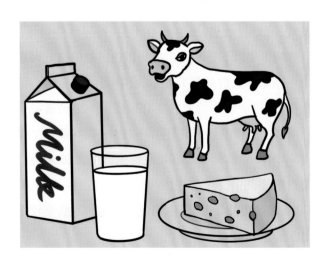

摄入牛奶过多一般不会导致过敏,牛奶中含有大量蛋白质,喝得过多会给肾脏带来一定负担,影响宝宝健康,可出现饱腹感,影响其他营养素的摄入和吸收,造成营养不均衡。而牛奶蛋白过敏是由于机体对牛奶中的蛋白质产生了异常免疫应答,引起机体生理功能紊乱和/或组织损伤,引起一系列非特异性临床表现如呕吐、腹泻、腹胀、便血、皮肤湿疹等,严重者可以出现过敏性休克。牛奶蛋白过敏宝宝通常存在免疫功能紊乱,是由于免疫系统不能有效地识别"自己"或"非己",而出现免疫攻击所致,并不是由于摄入牛奶过多引起的。对于由牛奶蛋白引发的 IgE 介导的免疫反应,牛奶蛋白的剂量依赖性较弱,但对于由牛奶蛋白引发的非 IgE 介导的免疫反应,牛奶蛋白的剂量依赖性比较强。

详细了解过敏食物来源、摄取量、临床表现形式,以及接触过敏原与临床症状产生时间是诊断食物过敏的重要步骤。纯母乳喂养婴儿如果出现相应过敏症状,一般人乳中不含有或含有极少量使宝宝过敏的蛋白质,其过敏的蛋白质成分主要源于母亲的饮食,过敏原经哺乳途径影响宝宝。如果是配方粉喂养或混合喂养儿,牛奶蛋白则是食物过敏最常见过敏原。

牛奶中所有蛋白质对婴儿都是潜在致敏原,虽经煮沸、巴氏消毒、高温处理或制作成奶粉后仍保持其生物学活性,仍可引发牛奶蛋白过敏。对于母乳喂养的牛奶蛋白过敏宝宝,母亲可采取回避牛奶以及奶制品措施;对于人工喂养的牛奶蛋白过敏宝宝,可将牛奶中存在的容易引起宝宝过敏反应的蛋白质经过特殊处理降低其过敏原性,可采用深度水解蛋白配方粉或氨基酸配方粉喂养,缓解过敏症状。

世界变态反应组织(WAO)、澳大利亚临床免疫和变态反应学会(ASCIA)、欧洲胃肠肝病营养学会(ESPHGAN)、国际iMAP 等组织的指南中均将牛奶蛋白过敏定义为人体对牛奶中蛋白质发生的异常免疫应答。

(张 琳)

13. 牛奶蛋白过敏是免疫低下引起的吗

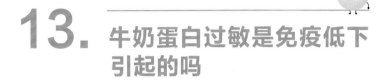

免疫系统发育不成熟是导致婴幼儿食物过敏的重要原因之一

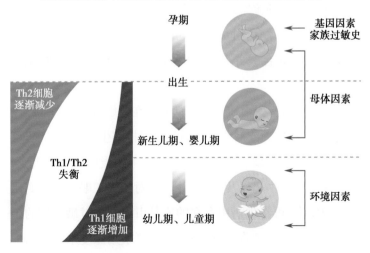

　　过敏体质并不是指免疫力低下，如前文所述，免疫系统是机体抵抗病原体入侵、清除体内异常细胞的一种防御机制。过敏体质人群通常存在免疫功能紊乱，当受到干扰时免疫系统不能有效地识别"自己"或"非己"，从而出现免疫应答。出现牛奶蛋白过敏的表现并不是因为过敏宝宝免疫力低下，更多的是免疫紊乱或免疫失衡所致。在宝宝的"免疫大军"里有个非常重要的角色即 Treg 细胞（调节型 T 细胞），当机体异常免疫应答被激活时，Treg 细胞通过分泌免疫抑制因子，抑制对膳食中无害抗原的免疫反应。从医学角度来讲，免疫功能紊乱或失衡并不等同于免疫功能低下，过敏体质宝宝或牛奶蛋白过敏宝宝并不是免疫力低下。

　　研究显示，牛奶蛋白过敏的发展可能受遗传、环境以及基因组 - 环境相互作用的影响，从而引起免疫系统功能障碍。肠道 Treg 细胞不同于其他器官的 Treg 细胞，肠道 Treg 的抗原受体具有肠道特异性表型与功能，可以抑制对膳食中无害抗原及共生菌群的免疫反应。研究显示，Treg 细胞活性障碍被认为是牛奶蛋白过敏发生的必要条件。目前科学家们仍在研究通过操纵树突状细胞（抗原呈递细胞）来改善 Treg 功能和 / 或重建 Th1/Th2 平衡，促进对食物抗原的耐受性，或许在不久的将来，牛奶蛋白过敏会有崭新的免疫治疗方法。

　　世界变态反应组织（WAO）、欧洲胃肠肝病营养学会（ESPHGAN）等组织的指南中都将牛奶蛋白过敏定义为人体对牛奶中蛋白质发生的异常免疫应答。关于牛奶蛋白过敏宝宝口服免疫耐受的机制仍需进一步研究，相信随着对口服免疫耐受的进一步研究与理解,能够早日实现食物过敏的免疫疗法。

（张　琳）

14. 牛奶蛋白过敏的发生与宝宝出生后的第一口食物种类有关系吗

　　婴幼儿过敏要及早预防,完全母乳喂养至 6 个月有助于预防婴幼儿过敏,因各种原因而不能完全行母乳喂养的婴儿,可选择适度水解蛋白配方粉喂养,因为母乳中蛋白质可被婴儿免疫系统识别为同种,即母乳蛋白是低敏的;另外,母乳还含有一定量双歧杆菌等益生菌及其他保护因子,对婴儿肠道正常菌群的建立起到了重要作用,有助于婴儿免疫功能的成熟和发育,降低过敏发生风险。

　　（1）众所周知,母乳是婴儿最好营养来源,WHO 推荐纯母乳喂养至 6 个月。近年研究发现,完全母乳喂养对婴儿期乃至儿童期某些慢性疾病有很好的预防作用,特别是过敏性疾病。从出生到生后 6 个月,是一个非常关键的肠道菌群建立,免疫系统发育成熟的"时间窗口期",宝宝生后第一口奶非常重要。因为新生儿消化系统尚不健全,不能把食物中的蛋白质完全消化成小分子,且肠壁通透性也很高,屏障功能比较差,蛋白质分子往往能穿过肠壁接触其免疫系统从而致敏。牛奶蛋白是婴幼儿最常见的食物过敏原,临床研究证实新生儿在第一个月内喂养普通牛奶蛋白配方粉,其过敏风险较母乳喂养儿增加 4.5 倍。

(2)各种原因不能完全母乳喂养或母乳不足时,可选择适度水解蛋白配方粉喂养,降低牛奶蛋白过敏的发生率。2020 年德国婴儿营养干预(GINI)研究公布了其 20 年随访结果,提示适度水解蛋白配方粉具有一定的预防特应性皮炎作用,远期也可降低呼吸道过敏风险。

(3)针对 20 项以上的大型适度水解蛋白配方粉的临床研究,肯定了适度水解蛋白配方粉对于婴幼儿过敏早期预防的作用,与普通配方粉喂养对比,适度水解蛋白配方粉可以使过敏的发生减少 30%~60%。

(4)不致敏并非终极目标,口服诱导免疫耐受建立才更为理想,所谓水解牛奶蛋白就是通过严格控制的加热和酶解技术将完整的蛋白质切成较小的肽段,从而降低其抗原性。根据水解程度不同,分为适度水解(部分水解)和深度水解,前者用于预防,后者用于治疗。

(5)《国际早期过敏预防指南》提出,婴幼儿过敏的预防要及早做起,完全母乳喂养至 6 个月有助于预防婴幼儿发生过敏,不能完全母乳喂养或母乳喂养不足的婴儿,可选择适度水解牛奶配方粉喂养。

(6)欧洲变态反应与临床学会、美国儿科学会、法国儿科学会、美国过敏和传染病研究所等多家国际组织,以及美国食品药品监督管理局(FDA)在审核了现有科学证据后,认为无法母乳喂养者,"从出生至 4 个月将适度水解蛋白配方粉作为完整牛乳蛋白配方的替代品,可以降低特应性皮炎的发生风险"。中华医学会儿科学分会建议,混合喂养或人工喂养的有家族过敏史婴儿,应尽早使用适度水解蛋白配方粉,并持续喂养整个婴儿期,以降低过敏发生风险。

(张 琳)

15. 外用含牛奶的保湿膏或化妆品会引起牛奶蛋白过敏吗

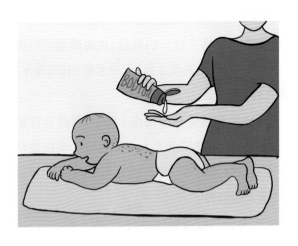

已有皮肤屏障功能异常的宝宝,比如湿疹宝宝,外用含有牛奶成分的保湿霜或者护肤品有可能会发生过敏。皮肤屏障功能正常的宝宝,外用含有牛奶蛋白的保湿霜或者护肤品则不一定会发生过敏。

首先宝妈们要知道什么是皮肤屏障,宝宝的皮肤和成人的皮肤在结构和功能上存在差异。皮肤是保护人体的第一道屏障,起到抵御外环境刺激、维持内环境稳定的重要作用,就像房子一样,能不受风吹雨打。我们也经常用"砖墙结构"来形容皮肤屏障结构,其中"砖"就是皮肤最外层角质层的细胞——角质形成细胞,这些砖块简单地堆在一起是不行的,还需要灰浆把它们牢固地砌在一起。同样的道理,皮肤的这些角质形成细胞之间,也有一些类似灰浆的物质,就是指脂质成分,细胞和脂质成分紧密地结合在一起,就形成了一个皮肤的屏障结构。

小宝宝的这个皮肤结构,出生时并没有发育成熟,而是生后逐渐完善的。首先,这些角质形成细胞特别小,只有成人的1/3左右,厚度也比成人薄,成人有大约25层,小婴儿只有15层。除此之外,皮肤脂质的分泌量,只有在出生后的第一周和成人分泌得一样多,以后逐渐减少,直到青春期,也就是开始长青春痘的时候,才会达到分泌量的高峰。

因此,即使是健康小宝宝的皮肤"砖墙结构"也相对脆弱,其皮肤屏障功能亦较弱。而湿疹宝宝,也就是特应性皮炎宝宝,在本身固有的脆弱的皮肤屏障基础上,由于疾病的影响,即便是外观正常的皮肤,其屏障功能也是异常状态,通常表现为表皮 pH 值升高,经表皮水分丢失量增加,水含量下降以及皮脂含量降低。直观的感觉就是婴幼儿滋润光滑的皮肤变得干燥和粗糙。同时,皮肤屏障功能障碍会导致金黄色葡萄球菌、病毒、尘螨、食物过敏原等更易侵入皮肤,从而使机体容易发生一系列免疫反应,引起皮肤炎症。

因此小宝宝要适当减少清洗皮肤的次数,增加使用保湿润肤剂的量,或者至少维持两者的平衡,强调保湿润肤从娃娃抓起:建议为小宝宝选不含香精、不含易致敏成分(如花生、燕麦、乳制品)及易致敏防腐剂的润肤剂较为安全。

在此基础上,对于湿疹/特应性皮炎宝宝,国内外相关专家共识建议选用功效性护肤品,即指安全性高,通常不含易致敏成分(如花生、燕麦、乳制品、易致敏防腐剂等),又有修复皮肤屏障功能,兼具保湿、滋润、抗炎等功效的护肤品,其能在一定程度上减少湿疹/特应性皮炎的复发,减轻疾病严重程度,减少外用糖皮质激素用量,延长湿疹/特应性皮炎缓解期,提高宝宝的生活质量。因此,国内外指南将功效性护肤品作为湿疹/特应性皮炎的基础治疗。

(田晶 马琳)

三、症　状

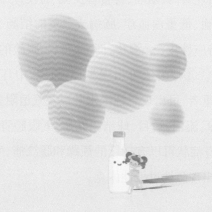

16. 牛奶蛋白过敏常见的症状有哪些

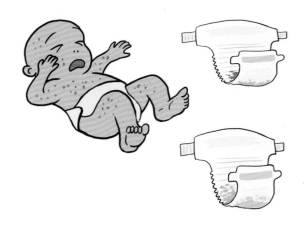

　　牛奶蛋白过敏累及多个器官,比如消化道、皮肤和呼吸道等,症状可反复发生。婴儿食物过敏常见的症状体征包括:①胃肠道可出现腹泻、呕吐、胃食管反流、血便,严重者可出现生长落后、贫血、低蛋白血症、肠病或严重的结肠炎等。②皮肤表现包括特应性皮炎/湿疹,面部、口唇、眼睑的水肿,荨麻疹,皮肤瘙痒。③呼吸道可出现鼻痒、流涕、中耳炎、慢性咳嗽、喘息。严重者,可出现急性喉水肿以及气道阻塞等。④眼部可出现眼痒、流泪、瞬目、球结膜充血、下眼睑青紫(过敏性眼影)。⑤全身症状可以有持续的烦躁和肠绞痛、生长发育落后,严重者可出现急性过敏性休克。

牛奶蛋白过敏最早可表现为"口腔过敏综合征",小婴儿可表现为口水多,出现"口水疹"。婴儿环咽肌痉挛多与牛奶蛋白过敏有关。有些婴儿还可表现为不吃奶,吃奶时晃头,吐出母亲乳头,不吸吮,夜间饥饿难耐,睡眠时才吸吮母乳。

食物过敏相关消化道疾病可有嗜酸性粒细胞性食管炎,以食管嗜酸性粒细胞浸润为主要特征,常表现为吞咽困难、餐后恶心、呕吐、腹痛及腹泻,婴幼儿可出现生长迟缓。食物蛋白诱导小肠结肠炎综合征临床表现为反复剧烈呕吐、腹泻,急性食物蛋白诱导小肠结肠炎综合征会导致脱水、嗜睡甚至休克,慢性食物蛋白诱导小肠结肠炎综合征表现为体重减轻和生长发育迟缓,主要累及婴幼儿,最常见的致敏食物是牛奶和大豆。食物蛋白诱导直肠结肠炎多数为非 IgE 介导的直肠、乙状结肠炎性改变,表现腹泻,可为黏液便、水样便等,血便可为大便中带血丝,也可为鲜血便。宝宝一般无明显生长发育障碍,体重无减轻。

支气管哮喘是儿童时期最常见的过敏相关的慢性气道疾病。表现为喘息、咳嗽、气促、胸闷,是儿童期非特异性的呼吸道症状。

特应性皮炎是一种慢性、复发性、炎症性皮肤病。特应性皮炎患者往往有剧烈瘙痒,严重影响生活质量。

婴幼儿牛奶蛋白过敏最常累及皮肤、胃肠道、呼吸道黏膜,且临床表现常无特异性,故易误诊或漏诊。其临床表现与免疫机制、受累器官不同有关,轻者表现为皮肤、胃肠道症状;重者可出现呼吸循环系统改变,甚至休克死亡。

(孙 梅)

17. 牛奶蛋白过敏分 IgE 和非 IgE 介导,其主要特征分别是什么

免疫机制与食物过敏关系

非IgE介导免疫反应

IgE介导免疫反应

速发型 (即发至30分钟至2小时)	混合型	迟发型 (数小时至数天)
荨麻疹/血管性水肿	特应性皮炎	食物蛋白诱导肠病(FPIE)
鼻炎/哮喘		食物蛋白诱导小肠结肠炎综合征(FPIES)
速发型过敏反应		食物蛋白诱导直肠结肠炎(FPIP)
口腔过敏症	嗜酸细胞性胃肠炎	乳糜泻
呕吐、腹泻	嗜酸细胞性食管炎	接触性皮炎

　　牛奶蛋白过敏相关性疾病,从发病的免疫机制上来讲,分为 IgE 和非 IgE 介导,以及 IgE 和非 IgE 共同介导的。一般来讲 IgE 介导的免疫反应常发生在进食过敏原食物数分钟至 2 小时内发生,症状有时较重,容易识别。非 IgE 介导的过敏反应,通常在摄入食物数小时或数天后发生,症状隐蔽,不容易识别。

　　IgE 介导的过敏反应在胃肠道通常表现为:口腔过敏综合征(瘙痒、唇 / 舌 / 腭 / 喉轻度肿胀);胃肠过敏反应:恶心、腹痛、呕吐和 / 或腹泻。皮肤症状通常表现为:荨麻疹(风团、

红斑);血管性水肿。呼吸系统症状通常表现为:鼻结膜炎(流涕、流泪、鼻充血、眶周肿胀瘙痒、打喷嚏);支气管痉挛(喘鸣、哮喘)。婴儿中以荨麻疹、血管神经性水肿、恶心、腹泻为主。严重过敏反应大多数也是 IgE 介导的。诊断通常包括询问病史、体检、临床表现、皮肤点刺试验、特异性 IgE 抗体以及食物激发试验。

非 IgE 介导的过敏反应,通常在摄入食物数小时或数天后发生。胃肠道症状通常表现为食物蛋白诱导直肠结肠炎(可见于一个月内纯母乳喂养婴儿,表现为轻度镜下或肉眼血便);食物蛋白诱导的肠病;食物蛋白诱导小肠结肠炎综合征(多见于婴儿,表现为呕吐、腹泻、生长障碍等)。皮肤症状多表现为疱疹样皮炎(皮肤伸侧对称性瘙痒性水疱疹),呼吸系统可表现为含铁血黄素沉着病(婴幼儿较罕见,表现为复发性肺炎、缺铁性贫血、生长障碍等)。婴儿胃肠道过敏性疾病多为非 IgE 介导。诊断主要由食物激发试验确诊。

IgE 和非 IgE 共同介导的过敏反应,如嗜酸性粒细胞性食管炎、嗜酸性粒细胞性胃肠炎。而非 IgE 介导的消化道疾病通常并不单独存在,会伴有 IgE 介导的其他过敏反应,如特应性皮炎、哮喘、过敏性鼻炎等。

了解不同食物过敏的免疫机制,IgE 介导(速发型)与非 IgE 介导(迟发型)主要特征,及不同过敏相关性疾病的免疫机制,对于使用正确的诊断方法,及时恰当地处理其临床症状,以及疾病的长期管理具有重要意义。

(孙 梅)

18. 宝宝厌奶是牛奶蛋白过敏吗

宝宝厌奶不一定是牛奶蛋白过敏。所谓"厌奶"是指宝宝突然不愿意吃奶,甚至抗拒吃奶。无论是母乳喂养还是奶粉喂养都有可能出现厌奶,且常发生在宝宝 3~8 个月期间。

宝宝出现"厌奶"现象主要因为:①3 个月后宝宝体重增长减慢,奶量需求也会减少;②宝宝从奶中吸收蛋白质能力增强,从而增加肝肾工作负荷,导致食欲下降;③4~6 月龄宝宝开始长牙了,引起的不适也会影响宝宝的进食。所以宝宝厌奶不一定是牛奶蛋白过敏。

另一方面,婴儿牛奶蛋白过敏是婴幼儿常见疾病,临床表现比较复杂,可能会出现喂养困难或无故拒奶、频繁哭闹的厌奶表现,同时伴随胃肠道症状(腹泻、黏液便、血便等)、皮肤症状(湿疹、红斑等),甚至呼吸道症状,这时候家长们就要警惕宝宝可能发生牛奶蛋白过敏了。

如果没有过敏的其他症状,宝宝仅表现为厌奶,且生长发育都良好,一般不考虑牛奶蛋白过敏所致的厌奶了。因为一旦戴上"牛奶蛋白过敏"的帽子,就要回避过敏原,甚至食用低敏配方粉。低敏配方粉分为氨基酸配方粉和深度水解蛋白配方粉,口味与普通奶粉不同,加之婴儿可能对新食物有天生的抗拒,可能会加重厌奶的症状。

如果宝宝厌奶的同时存在反流、呕吐、腹泻、便血或者湿疹,慢性咳嗽、喘息,或有肠绞痛的症状,就可以用回避牛奶蛋白 2~4 周的方法,观察症状的改善情况。如症状改善了,支持牛奶蛋白过敏的诊断;在医生指导下再进行有牛奶配方粉激发试验,症状再次出现即可诊断牛奶蛋白过敏。诊断牛奶蛋白过敏宝宝,需回避牛奶蛋白至少 6 个月,母乳喂养者母亲回避牛奶及其奶制品,人工喂养者采用低敏配方粉进行替代喂养。只要母亲们坚持正确的喂养方法,保证合理的辅食添加,宝宝同样可以健康成长。

牛奶蛋白过敏的宝宝可能会出现喂养困难或无故拒奶、频繁哭闹的厌奶表现;但是单纯有厌奶,无其他过敏相关症状的婴儿不一定是过敏。更不应随便扣上"牛奶蛋白过敏"的诊断而频繁更换配方,造成宝宝饮食适应困难而更加厌奶。

(孙 梅)

19. 牛奶蛋白过敏宝宝会引起胃肠道炎症吗

牛奶蛋白过敏会引起胃肠道炎症,如嗜酸性粒细胞性食管炎、嗜酸性粒细胞性胃肠炎、食物蛋白诱导的肠病、食物蛋白诱导的小肠结肠炎综合征、食物蛋白诱导的直肠结肠炎等。

(1)食物蛋白诱导的小肠结肠炎综合征:临床表现为反复

剧烈呕吐、腹泻,急性食物蛋白诱导的小肠结肠炎综合征会导致脱水、嗜睡甚至休克,慢性食物蛋白诱导的小肠结肠炎综合征表现为体重减轻和生长发育迟缓;该病主要累及婴幼儿,常见诱发食物蛋白诱导的小肠结肠炎综合征的食物包括牛奶、大豆、大米、燕麦、鱼和蛋。诊断主要依赖于典型的临床表现,以及回避可疑的食物蛋白后病情得到缓解,有时则需进行口服食物激发试验以确诊或确定食物过敏原。

(2)食物蛋白诱导的直肠结肠炎:多起病 3 个月以内婴儿,可在生后第 1 周甚至生后几小时内发病,生后 6 个月内发病最为常见。母乳喂养多见,少部分为牛奶或豆奶喂养。症状:大便带血丝,有黏液,生长发育情况好,常伴有湿疹。治疗:母亲饮食回避,无效者改用深度水解配方粉或氨基酸配方粉。直肠炎多在 6~9 个月缓解,结肠炎多在 1~2 岁缓解。

(3)食物蛋白诱导的肠病:症状多在 1 岁内出现,可表现为慢性腹泻和生长发育障碍,可合并脂肪泻和乳糖不耐受,还可出现蛋白丢失性肠病的症状。3 岁以后好转。

(4)嗜酸性粒细胞性食管炎是一种与免疫相关,以嗜酸性粒细胞浸润食管壁为特征的慢性炎症性疾病。其临床表现多样,婴儿患者通常存在喂养困难、哭闹、呕吐、生长发育迟缓等。青少年及儿童主要表现为胃灼热、腹痛、呕吐、体重不增、进食哽噎、吞咽困难、食物嵌塞等。常见的并发症包括食管狭窄、感染和食管穿孔。

(5)嗜酸性粒细胞性胃肠炎是一种以胃肠道嗜酸性粒细胞异常浸润为特征的比较少见的胃肠道疾病,食物过敏是其发病原因之一。可伴有外周血中嗜酸性粒细胞增高。根据嗜酸性粒细胞浸润胃肠壁的深度,分为以下三型:Ⅰ型(黏膜病变型):最常见(50%以上),以腹痛、腹泻为主,因肠上皮细胞绒毛受损,由此可导致失血、吸收不良和肠道蛋白丢失等;Ⅱ型(肌层病变型):较少见,浸润以肌层为主,胃肠壁增厚、僵硬可引起幽门及肠道的狭窄或梗阻;Ⅲ型(浆膜病变型):罕见,浆膜增厚并可累及肠系膜淋巴结,可出现渗出性腹水及腹膜炎,腹水中可有大量的嗜酸性粒细胞。

牛奶蛋白过敏导致宝宝消化道黏膜受损,引起胃肠道炎症,表现多种类型、轻重不等的肠病,重者可威胁生命;低敏配方粉喂养,可以缓解牛奶蛋白过敏导致的胃肠道炎症;胃肠道黏膜在无敏环境下得到修复,保证营养物质消化吸收。

(孙 梅)

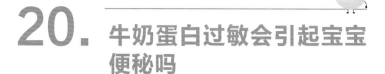

20. 牛奶蛋白过敏会引起宝宝便秘吗

是的,牛奶蛋白过敏会引起宝宝便秘;但反过来便秘并不一定都跟牛奶蛋白过敏相关。便秘可能是牛奶蛋白过敏较晚出现的临床表现,通常与牛奶蛋白过敏相关的便秘儿童会有其他过敏或特应性表现(如湿疹或变应性鼻炎),或胃肠道其他症状(如反流)。症状可能是不同步的,从婴儿反流或腹泻开始,到数年后发展为便秘、皮炎或呼吸系统症状。

部分便秘可能与食物过敏相关。据报道,4.6% 的牛奶蛋白过敏婴儿出现便秘,"食物过敏相关的便秘"这一诊断应运而生。虽然在牛奶蛋白过敏婴儿中,腹泻实际上(61%)比便秘(4.6%)更为普遍。一些患有牛奶蛋白过敏儿童在如厕训练前后从腹泻转变为便秘。在这种情况下,食物过敏相关的便秘表现可能与功能性便秘相同。

目前食物过敏所致便秘的确切机制仍然不清。有研究表明:食物过敏相关的便秘是一种出口梗阻型便秘,传输试验表明,粪便滞留在直肠,而不是由于结肠推进受损。事实上结肠转运可能快速到达直肠。这种"快速传输便秘"模式在慢性便秘儿童中很常见。在一组 55 例近端结肠快速传输的患者中,10.9% 的患者有过敏家族史,43.6% 的患者有食物过敏症状,包括腹痛(80%)和 / 或其他过敏症状(如哮喘、湿疹)。在18 例接受饮食排除治疗的儿童中,50% 症状得到缓解。另有研究发现:多种发病机制可能导致食物过敏相关的便秘。炎症、忍便和肛门括约肌功能异常都可能是相关因素。食物过敏相关的便秘与直肠炎相关,在直肠黏膜活检中,嗜酸性粒细胞增加。直肠黏膜肥大细胞密度增加,这些细胞向直肠黏膜下神经末梢迁移,导致肛肠运动异常。过敏时的腹部绞痛、直肠炎、肛裂相关的疼痛可能导致忍便。

食物过敏相关的便秘被归类为非 IgE 介导,通过皮肤点刺或检测食物特异性 IgE 等检查均无意义。放射影像学或动力检查对筛查儿童食物过敏相关的便秘没有敏感性和特异性。结肠镜检查不适合作为儿童食物过敏相关的便秘的诊断手段。对于常规治疗无效,且缺乏器质性疾病警报信号/症状的慢性便秘儿童,可考虑使用4周的回避牛奶蛋白饮食。对于回避饮食症状改善的受试者,牛奶蛋白过敏的诊断应通过食物再激发来确认,以避免不必要的长期规避饮食。与非过敏性便秘相比,食物过敏相关的便秘儿童的发病年龄更小,便秘年龄较小的儿童更有可能对低敏配方粉有反应。大多数病例在6个月~2年内达到耐受。

在有牛奶蛋白过敏的婴儿,除了有呕吐、肠绞痛、湿疹、慢性咳嗽的同时,可以存在便秘的症状。在缺乏可靠的实验室检测的情况下,以过敏为主的病史和食物回避/再激发仍然是食物过敏相关的便秘的推荐诊断步骤。可以选择氨基酸配方粉或深度水解配方粉喂养伴有便秘症状的牛奶蛋白过敏宝宝。

(孙 梅)

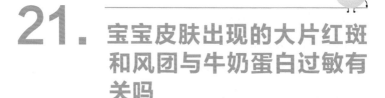

21. 宝宝皮肤出现的大片红斑和风团与牛奶蛋白过敏有关吗

皮肤出现大片红斑和风团,临床上常见的是荨麻疹的表现。儿童,尤其是婴幼儿发生荨麻疹,常常是由潜在的感染因素诱发,牛奶蛋白过敏这个诱因并不常见。但在一些既往确诊牛奶蛋白过敏,或既往发生过牛奶蛋白过敏,或者有牛奶蛋白过敏高危风险(比如经规范化治疗仍不能缓解的中重度湿疹／特应性皮炎等)的婴幼儿,在寻找感染诱因的同时,也需要考虑到常见食物过敏的因素。

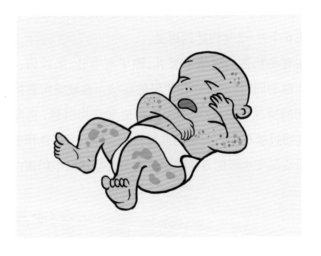

　　临床上突然发生水肿性红斑、苍白色风团,小的类似被蚊子叮了一口,大的就融合成片,瘙痒明显,多数于数小时内自行消退,消退后局部无痕迹,这种情况是荨麻疹,就是老百姓俗称的"风疹块、风疙瘩",这里的"风"并不是说不能受风,而是形容皮疹时起时消、速起速退、此起彼伏的特点。国内外权威指南及教材均指出,儿童荨麻疹的起病原因常常是感染,尤其是年龄较小的宝宝,不是老百姓认为的"过敏"。在门诊经常遇到宝妈焦急地想查过敏原,我们提醒宝妈,如果您的宝宝近期有上呼吸道感染、发热、腹泻等感染性疾病,在这之后或同时出现荨麻疹,那就不要首先考虑过敏,而是应该找到感

染的原因对症处理。

根据目前国内外对食物过敏发生机制的研究进展,将食物过敏的皮肤表现分为 3 类:①非湿疹样表现:由 IgE 介导的速发型过敏反应,约占 40%~60%。通常在食物暴露后 2 小时内出现症状,主要表现为皮肤红斑、全身潮红、风团乃至血管神经性水肿等,存在不同程度瘙痒。此外,常可同时出现其他系统症状如胃肠道症状、呼吸道症状、眼部症状,甚至是心动过速、低血压、头晕或晕厥等过敏性休克症状。此外,有些宝宝可能在最初发生反应后 6~8 小时出现短暂的荨麻疹样皮疹,并在数小时内消失,被认为是"迟发"的 IgE 介导的过敏反应。②湿疹样表现:由非 IgE 介导,或是由 T 细胞介导的迟发型过敏反应,占 12%~30%。通常在进食致敏食物后 6~48 小时甚至数天后才出现症状。主要表现为湿疹的复发即从缓解期进入发作期,或原有的湿疹损害进一步加重,出现新发皮疹或渗出等急性或亚急性湿疹的表现。此外,部分宝宝也可出现呕吐、腹泻等消化道症状。③混合型:是上述两种类型的混合,约 40% 的特应性皮炎伴食物过敏宝宝属于此种类型,往往在进食后很快出现 IgE 介导的速发症状,随后又在数小时或数日后继发湿疹表现,这类宝宝大多合并特应性疾病,如过敏性哮喘或过敏性鼻炎等。

因此,根据国内外专家共识或指南建议,遇到皮肤突然出现大片红斑和风团时,家长要向临床医生提供详细全面的病史,以便作出正确的诊断及治疗,切不可盲目地要求只查过敏原或盲目地避食,以免对宝宝造成误诊或漏诊。

(田 晶 马 琳)

22. 牛奶蛋白过敏可以仅表现口周湿疹吗

　　牛奶蛋白过敏一般不会仅表现为口周湿疹。如果口周湿疹反复，会造成口周的皮肤屏障功能异常，食物汤汁直接接触皮肤容易导致刺激反应，出现红斑，或原有湿疹加重，这些不是过敏反应，而是皮肤刺激反应。

　　前面提到了食物过敏（包括牛奶蛋白过敏）的皮肤表现主要分为 3 种类型，其中一种表现为湿疹样表现，主要是由 T 细胞介导的迟发型过敏反应，占 12%~30%。通常在进食致敏食物后 6~48 小时甚至数天后才出现症状。主要表现为湿疹的复发即从缓解期进入发作期，或原有的湿疹损害进一步加重，出现新发皮疹或渗出等急性或亚急性湿疹的表现。

　　多数口周湿疹反复，不是由于食物过敏，而是由于治疗不充分，这其中的原因，主要是由于监护者在一定程度上存在"激素恐惧"。在治疗不充分的情况下，进食牛奶蛋白或者其他食物后口周湿疹加重，就很容易把食物作为"罪魁祸首"。这是错误的。

　　临床上治疗湿疹 / 特应性皮炎的"激素"是糖皮质激素的外用制剂，而不是口服。外用制剂浓度一般较低，如 0.05%、0.1%，也就是说，如果一支药的总量是 10g，其中糖皮质激素的含量分别只有 5mg、10mg，就算我们把这一支药都用完，最多也就 5~10mg，但真实情况是我们的皮肤并不能完全吸收，也就是不足 5~10mg, 所以是相对安全的; 另外, 湿疹 / 特应性皮炎的治疗也是阶段性外用, 主要的目标是迅速、充分控制炎症及瘙痒, 缓解后换用非激素制剂维持, 加强润肤, 减少复发的次数。建议在医生的指导下, 根据宝宝症状的严重程度选择适当强度、适当浓度的激素合理使用。而不要错误地把食物作为主要矛盾, 长期盲目避食会造成宝宝生长发育落后等不良情况。

因此, 湿疹 / 特应性皮炎宝宝及时治疗皮损是比较重要的, 治疗皮损的同时需要注重皮肤的护理, 逐渐修复皮肤屏障。对于口周这种特殊部位, 在医生的指导下外用足量、足强度、足疗程抗炎药物的同时, 在进食任何食物, 无论奶或者辅食, 进食前后可以均匀涂抹护唇膏, 护唇膏的涂抹范围完全可以超出唇部的范围, 相当于给口唇及口周皮肤穿了一层 "隔离衣", 能避免食物汤汁对皮肤的直接刺激。待进食结束后, 建议用清水轻轻清理口周的食物残渣, 再次涂抹护唇膏。

(田 晶 马 琳)

23. 湿疹伴有消化道症状的宝宝要考虑牛奶蛋白过敏吗

伴有消化道症状的湿疹宝宝, 尤其是中重度湿疹宝宝, 在足疗程规范化治疗皮肤之后, 如果湿疹仍不见缓解, 需要考虑是否存在牛奶蛋白过敏。这里的消化道症状一般表现为反复或持续存在的腹痛、腹泻、便血、呕吐、反流、便秘、拒食等，伴或不伴生长发育障碍。这些消化道症状通常是由 IgE、非 IgE 或混合介导的过敏反应。

国内外多项研究显示，湿疹／特应性皮炎宝宝发生食物过敏的风险，与其严重程度密切相关：有研究显示，重度湿疹／特应性皮炎宝宝发生一种食物过敏的风险是中度湿疹／特应性皮炎宝宝的 3.42 倍，发生多种食物过敏的风险则升至 11.67 倍。湿疹／特应性皮炎越严重，持续时间越长，宝宝发生食物过敏的风险相对较高。

根据中国《特应性皮炎相关食物过敏诊断与管理专家共识》，湿疹／特应性皮炎宝宝存在下列情况时，需要进行牛奶蛋白或其他食物过敏的筛查：①患湿疹／特应性皮炎，同时既往有对一种或多种食物的速发过敏反应史；②持续中重度湿疹／特应性皮炎（即皮疹经过足疗程的规范化治疗后仍持续为中重度），即使无食物速发过敏反应史和可疑食物致湿疹反应史；③家长确信食物是加重湿疹／特应性皮炎的触发因素（即使无明显速发食物过敏反应史）。

伴有消化道症状的湿疹宝宝，需要考虑是否存在牛奶蛋白过敏，主要强调的是中重度的湿疹宝宝，并且需要在足疗程规范化治疗管理的前提下，如果湿疹仍不见缓解，应该注意筛查是否合并食物过敏。

（田　晶　马　琳）

24. 牛奶蛋白过敏症状一般多大年龄可缓解

随着年龄的增长，儿童自身免疫系统发育的不断完善，绝大多数会自发形成口服耐受，即过敏症状得到缓解。约45%~50%的牛奶蛋白过敏宝宝在第一年出现临床耐受，60%~75%的牛奶蛋白过敏宝宝在第二年出现临床耐受，约85%~90%的牛奶蛋白过敏宝宝第三年出现临床耐受。

婴儿容易发生过敏是因为有好多易感因素，①婴儿肠道屏障功能发育不够成熟，胃肠道通透性增加，使得大分子过敏原容易通过肠黏膜而引起过敏反应。婴儿肠道黏膜细胞发育至成熟，并由此形成紧密完整的肠壁，需要约6个月的时间。②在婴儿免疫系统中，重要的免疫细胞 Th1 和 Th2 平衡失调，Th2 细胞呈强势状态故容易引起婴儿过敏。正常情况下，儿童体内的免疫应答到 5 岁时才达到相对平衡状态。③早期微生物定植对先天性和获得性免疫系统的发展均起着重要作用，肠道共生菌定植驱动口服免疫耐受；④正常黏膜免疫系统必须能够识别有害的外来抗原，并激发适当的机体免疫反应，而对于对机体无害的良性抗原不发生免疫反应。这种对肠道内抗原的不反应性称之为"口服耐受"，是肠道免疫系统的一种基本特征。在小婴儿这种能力亦不健全。

上述免疫调节能力随宝宝年龄增长而不断完善，大部分宝宝的过敏症状不是持续的。同时,牛奶蛋白过敏的症状分为皮肤、消化道和呼吸道症状等,不同症状缓解的年龄也不尽相同。如婴幼儿湿疹,有可能在3~6岁会逐渐缓解。而如果过敏症状发展到了过敏性鼻炎或者哮喘,可能就会持续存在。所以早期的过敏诊断和治疗尤为重要。

在牛奶蛋白过敏的治疗中,还应注意到,人体的免疫细胞存在6个月的记忆(高致敏期),即使症状暂时缓解,并不代表过敏消失。在此期间再次接触到过敏原,可能引起过敏症状反复,将免疫记忆细胞重新激活,延长宝宝获得口服耐受的时间。因此,坚持低敏配方粉喂养6个月,帮助安全度过免疫记忆维持的6个月高致敏期。

随着年龄的增长,自身免疫系统发育的不断完善,绝大多数牛奶过敏宝宝会自身形成口服耐受,即过敏症状得到缓解。增加黏膜免疫屏障,促进口服免疫耐受的建立,是牛奶蛋白过敏宝宝治疗的重要目标。

(孙 梅)

四、实验室检查与诊断

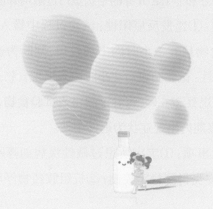

25. 怀疑牛奶蛋白过敏宝宝需要做检查吗，一般有哪些检查项目

怀疑牛奶蛋白过敏的宝宝需要做检查，以明确诊断，进行后续的营养管理治疗。一般常用的检查方法有牛奶蛋白特异性 IgE 检测、皮肤点刺试验、斑贴试验、回避＋口服牛奶蛋白激发试验，后者为一种特殊的检测方法，也是诊断食物过敏的金标准，大多数情况下，需要在医疗机构，在有经验医生的监护下进行。

临床常用的检查方法如下：

（1）食物激发试验：通过回避牛奶蛋白及其奶制品 2~6 周，症状缓解后，逐步添加牛奶蛋白至常用剂量激发症状出现，观察牛奶蛋白与临床症状的相关性。适用于：怀疑牛奶蛋白过敏，需要确定出现的症状是否与牛奶蛋白过敏有关。确定能够耐受的量，对于 IgE 介导和非 IgE 介导的牛奶蛋白过敏均有诊断意义。

判断标准：①速发反应阳性：试验过程中摄入任何一个剂量的试验食物后在 2 小时内出现过敏，判断为速发阳性；②迟发反应阳性：试验结束后 2 小时内未出现食物过敏，可以离院回家继续观察 2~6 周，每日继续摄入试验食物，回避其他食物，如在观察期内出现症状为迟发阳性。

检查注意事项：①宝宝所患过敏性疾病如哮喘、过敏性鼻炎、特应性皮炎得到稳定控制；②抗组胺药物停用 5~7 天；

③全身糖皮质激素停用 2 周；④短效支气管舒张剂停用 1 天，长效支气管舒张剂停用 3 天；⑤以下药物应用期间不能进行：奥马珠单抗等抑制免疫反应的生物制剂、抑酸药；⑥因有诱发严重过敏反应可能，需监护人签署知情同意书。禁忌证包括：①1 周内出现过严重过敏反应；②生命体征不稳定；③哮喘未控制；④花粉症发作期；⑤湿疹 / 特应性皮炎、荨麻疹的急性发作期，或病情不稳定期；⑥2 周内曾接种疫苗；⑦中重度营养不良；⑧感染性疾病发病期间。

（2）皮肤点刺试验：对 IgE 介导的牛奶蛋白过敏具有一定价值，但阳性不等于过敏，需要与病史相结合进行分析判断。皮肤点刺试验的原理是当特定的过敏原进入皮肤时，与肥大细胞表面受体结合的特异性 IgE 结合，肥大细胞脱颗粒，组胺等炎症介质释放，产生风团和红晕。

可使用特定的过敏原提取物或新鲜食物，设立组胺阳性对照和生理盐水阴性对照，15~20 分钟解读，阳性结果为直径≥3mm 的风团。具有方便、简单、快速、重复性好、阳性率高等特点。可检测不常见的过敏原，如某些药物、新鲜水果和蔬菜。禁忌证：具有泛发性湿疹、皮肤病、荨麻疹或服用抗组胺药物。

（3）血清特异性 IgE 检测：特异性 IgE 体外检测是诊断 IgE 介导的牛奶蛋白过敏的重要辅助方法，协助了解机体致敏情况，数值越高其预测食物过敏的意义越大。牛奶蛋白特异性 IgE 阳性说明对牛奶蛋白致敏，是否确认过敏，还需要结合病史综合判断。对于特殊人群特异性 IgE 检测有不同的解读的意义，例如婴幼儿，临床的参考值并不是 0.35U/ml，过敏原结果>0.15U/ml，过敏风险也非常大。

另外有些 IgE 介导的速发型严重食物过敏的儿童，病史结合牛奶蛋白特异性 IgE 检测、皮肤点刺试验的阳性结果，已经能明确诊断，不需要再进行口服食物激发试验。

（4）斑贴试验：标准过敏原制成的贴剂，贴于皮肤表面，在 48~72 小时后移除，观察皮肤的变化及是否有其他临床表现。对非 IgE 介导的食物过敏有一定诊断价值。

总之，牛奶蛋白过敏的诊断是综合性的，任何单独的实验室检查都必须结合临床表现才能进行诊断，欧洲牛奶蛋白过敏指南、EAACI 母乳喂养婴儿非 IgE 胃肠道过敏的诊断和管理意见书、中国儿童食物过敏循证指南、食物过敏相关消化道疾病诊断与管理专家共识推荐牛奶蛋白 IgE 检测、皮肤点刺试验、斑贴试验及口服食物激发试验，而双盲安慰剂对照食物激发试验是诊断牛奶蛋白过敏的金标准。

（张 娟 李在玲）

26. 血常规嗜酸性粒细胞计数及比例增高，可诊断牛奶蛋白过敏吗

不能仅根据外周血嗜酸性粒细胞计数及比例增高就诊断牛奶蛋白过敏，但其可作为辅助诊断及治疗疗效评估的参考指标。

国内外专家共识及指南均指出牛奶蛋白过敏的诊断需结合病史、辅助检查(包括外周血嗜酸性粒细胞、血清特异性IgE、皮肤点刺试验、斑贴试验等)、诊断性饮食回避及食物激发试验进行综合分析,目前食物激发试验仍然是诊断的金标准。因此,不能仅根据外周血嗜酸性粒细胞计数及比例增高就诊断牛奶蛋白过敏,外周血嗜酸性粒细胞计数及比例正常也不能排除牛奶蛋白过敏。

外周血、局部体液(鼻分泌物、支气管肺泡液等)或胃肠黏膜中的嗜酸性粒细胞增高可辅助诊断过敏性疾病。部分过敏宝宝外周血嗜酸性粒细胞$>0.5\times10^9$/L。嗜酸性粒细胞升高水平与特应性皮炎症状严重程度正相关,故可作为监测临床疗效的参考指标之一。

嗜酸性粒细胞增高亦可见生理(如早产)或病理(如寄生虫感染、炎性肠病、T细胞免疫缺陷等)情况,临床医生要结合患儿的病史、临床表现及其他辅助检查进行鉴别。目前食物激发试验仍然是诊断食物过敏的金标准。

(田 晶 马 琳)

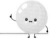

27. 凭血清过敏原检测可诊断牛奶蛋白过敏吗

仅凭血清过敏原检测不能诊断牛奶蛋白过敏。

国内外食物过敏诊断与治疗指南或专家共识,包括专注于牛奶蛋白过敏的指南或专家共识均强调牛奶蛋白过敏的诊断需要结合病史、临床表现、辅助检查(包括外周血嗜酸性粒细胞、血清过敏原检测(主要指血清特异性 IgE)、皮肤点刺试验、斑贴试验等)、诊断性饮食回避及食物激发试验进行综合分析,目前食物激发试验仍然是诊断的金标准。因此,不能仅根据血清过敏原检查结果就诊断牛奶蛋白过敏。

(田 晶 马 琳)

28. 怀疑牛奶蛋白过敏,食物过敏原检测的指标会有变化吗,需要多久复查

牛奶蛋白过敏时,过敏原检测指标会有变化,需要 6 个月复查。

常用的过敏原检测方法包括口服牛奶蛋白激发试验、皮肤点刺试验、皮肤斑贴试验和过敏原特异性 IgE 检测,其中口服牛奶蛋白激发试验和皮肤点刺试验、皮肤斑贴试验为体内检测方法,特异性 IgE 为体外检测方法。

皮肤点刺试验和特异性 IgE 主要是检测过敏原特异性

IgE，对于 IgE 介导的牛奶蛋白过敏，皮肤点刺和特异性 IgE 可为阳性。皮肤斑贴试验主要用于诊断非 IgE 介导的牛奶蛋白过敏，对于非 IgE 介导的牛奶蛋白过敏可为阳性。无论是 IgE 介导的牛奶蛋白过敏还是非 IgE 介导的牛奶蛋白过敏，口服食物激发试验都可以为阳性。

在小鼠花生和牛奶蛋白过敏的模型中研究发现，接触过敏原后予过敏原回避，产生过敏原特异性 IgE 的记忆性 B 细胞的半衰期是 2 个月，血清过敏原特异性 IgE 在回避过敏原后 6 个月可以恢复至接触过敏原前的水平，与肥大细胞结合的过敏原特异性 IgE 需要在回避过敏原后 3 个多月才能从机体完全清除。

牛奶蛋白过敏的儿童中有 50%~60% 有消化道受累，有研究发现在回避过敏原后，食物蛋白诱导的小肠结肠炎综合征需要 30 天，呕吐和腹泻症状才能显著改善；食物蛋白诱导的过敏性直肠结肠炎患儿的血便需要在 30 天内消失；食物蛋白诱导的肠病的症状通常需要 1~4 周才能消失；而胃肠道的黏膜修复和双糖酶活性恢复则可能需要 2~3 个月的时间。

综合过敏原特异性抗体 IgE 和与肥大细胞结合的过敏原特异性 IgE 在机体内下降的时间、记忆性 B 细胞半衰期以及肠道黏膜修复所需要的时间，过敏原检测需要间隔 6 个月复查，间隔时间太短，如果<6 个月检测，体内免疫反应仍然存在，肠道黏膜未完全修复，出现阳性结果的概率增加；而间隔时间太长，会因为回避饮食后食物摄入不均衡，导致宝宝出现营养不良。

国内《食物过敏相关消化道疾病诊断与管理专家共识》

《中国儿童过敏原检测临床应用专家共识(2021 版)》《中国婴儿轻中度非 IgE 介导的牛奶蛋白过敏诊断和营养干预指南》,世界过敏组织《关于 IgE 介导的过敏反应的诊断及检测方法的立场文件》、欧洲儿科胃肠肝病和营养学会《儿童牛奶蛋白过敏的诊断方法和治疗》推荐常用的过敏原检测方法包括口服食物激发试验、皮肤点刺试验、皮肤斑贴试验和特异性 IgE。IgE 介导的牛奶蛋白过敏,皮肤点刺试验和特异性 IgE 可为阳性;非 IgE 介导的牛奶蛋白过敏皮肤斑贴试验可为阳性;无论是 IgE 介导的牛奶蛋白过敏还是非 IgE 介导的牛奶蛋白过敏口服食物激发试验都可以为阳性,对于上述检测指标阳性的患儿需要间隔 6 个月进行复查。

(孙晋波　李在玲)

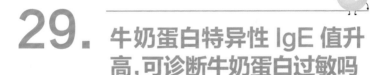

29. 牛奶蛋白特异性 IgE 值升高,可诊断牛奶蛋白过敏吗

　　单纯牛奶蛋白特异性 IgE 值升高,喝牛奶后没有相应的过敏症状时,是不能诊断牛奶蛋白过敏。因为牛奶蛋白特异性 IgE 值升高代表机体已经对牛奶蛋白致敏,即产生了针对牛奶蛋白的特异性 IgE 抗体,如果宝宝喝牛奶后有相应的过敏症状,才可以诊断牛奶蛋白过敏。

　　或许很多牛奶蛋白过敏的宝妈会记得自己的宝宝在月子里或是刚出生那几天喝过牛奶，但没有任何症状和皮疹，提示不过敏，但后来断了母乳，开始牛奶喂养后就出现过敏症状。这是为什么？其实人体接触过敏原后到出现过敏症状，有 2 个阶段：致敏期和过敏期。首次接触过敏原（以牛奶为例）会刺激机体产生牛奶特异性 IgE，并可以结合在肥大细胞上，肥大细胞就会产生过敏记忆。但是，它不会马上释放可引起症状的组胺等炎症介质，此时称为致敏期，这个时候抽血检查牛奶特异性 IgE 会升高或进行牛奶皮肤点刺试验会出现阳性，但不是过敏。引起过敏需要一定时间和剂量的过敏原刺激，如果再次反复接触过敏原后就会出现过敏症状，这时称为过敏期，既有血清牛奶特异性 IgE 升高，同时有相应的过敏症状。通常，血清牛奶特异性 IgE 水平越高，宝宝对牛奶发生过敏反应的可能性越大，但并不能反映牛奶蛋白过敏的严重程度。

　　国外牛奶蛋白过敏指南或共识关于牛奶蛋白特异性 IgE 升高与牛奶蛋白过敏诊断的相关描述：

　　（1）印度儿科学会 2020 年牛奶过敏诊断与治疗指南指出特异性 IgE 抗体是检测血液循环中存在的牛奶蛋白抗体。然而，牛奶特异性 IgE 升高既不能证实过敏，也不能区分致敏和临床过敏。

　　（2）西班牙 2017 年发表的牛奶过敏 Iberian 共识指出，牛奶蛋白特异性 IgE 水平是任何年龄婴儿诊断 IgE 介导的牛奶蛋白过敏的首要手段（94.4%），1 岁以下婴儿的敏感性为 99%，特异性为 38%。共识一致认为，临床病史、皮肤点刺试验和牛奶及其组分特异性 IgE 的测定是诊断的第一步。特异性 IgE

检测对非 IgE 介导的牛奶蛋白过敏的诊断没有价值。口服食物激发试验仍是诊断的金标准。

近年来关于牛奶蛋白过敏诊断与治疗管理的指南和专家共识,如世界变态反应组织发表的《牛奶蛋白过敏诊断和理论依据(DRACMA)》《国际初级医疗机构牛奶过敏管理指南》、日本变态反应学会《2020 年食物过敏指南》等一致指出过敏原特异性 IgE 值升高,有助于确定 IgE 介导的过敏性疾病的过敏原和过敏性疾病的诊断,确诊过敏需要结合病史、症状来综合分析,并进行口服食物激发试验。因此单纯牛奶蛋白特异性 IgE 值升高提示机体已经对牛奶蛋白致敏,但不一定出现过敏相关的症状,也不能诊断牛奶蛋白过敏。

(汤建萍)

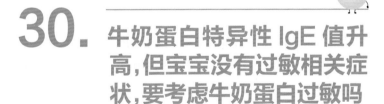

30. 牛奶蛋白特异性 IgE 值升高,但宝宝没有过敏相关症状,要考虑牛奶蛋白过敏吗

牛奶蛋白特异性 IgE 值升高,但宝宝没有过敏相关症状,不能诊断牛奶蛋白过敏,此时应考虑宝宝处于对牛奶蛋白的致敏期,有可能进一步发展成牛奶蛋白过敏。

牛奶特异性 IgE 是牛奶蛋白进入机体后刺激产生的 IgE 抗体，当牛奶特异性 IgE 与肥大细胞结合就会引发组胺等介质释放，并迅速出现过敏症状时称为 IgE 介导的牛奶蛋白过敏。为了让家长们更加明白，我们详细解释一遍。牛奶蛋白进入宝宝体内，可刺激机体产生特异性 IgE，此时称为致敏期，抽血化验时可以检测出牛奶特异性 IgE，但宝宝没有过敏相关症状，当宝宝继续进食牛奶，达到一定的时间和剂量后，牛奶蛋白抗原就会与肥大细胞上的牛奶蛋白特异性 IgE 结合，刺激肥大细胞释放组胺等炎性介质，引起红斑、瘙痒、风团，甚至湿疹等临床症状，导致牛奶蛋白过敏。因此临床诊断牛奶蛋白过敏通常需要两个条件，其一是血清牛奶特异性 IgE 值升高和 / 或皮肤点刺试验阳性，其二是宝宝有进食牛奶后出现过敏相关症状。针对"牛奶蛋白特异性 IgE 值升高，但宝宝没有过敏相关症状"这一情况应综合分析，首先考虑的是宝宝处于对牛奶蛋白的致敏期，这时宝宝应该接触牛奶的时间不太长；还有一种可能要考虑宝宝有可能处于对牛奶蛋白的耐受期。牛奶蛋白过敏的宝宝在治疗后会随着时间的延长对牛奶蛋白产生耐受，在耐受的早期，抽血化验时可以检测出牛奶特异性 IgE，但宝宝进食牛奶后并没有过敏相关症状，但详细询问病史会知道这些宝宝曾经是牛奶蛋白过敏者。

国内外食物过敏诊断与治疗指南或专家共识，包括专注于牛奶蛋白过敏的指南或共识强调食物特异性 IgE 值升高，有助于确定 IgE 介导的食物过敏的过敏原和食物过敏的诊断，确诊食物过敏需要结合病史、症状来综合分析，口服食物激发试验仍是诊断食物过敏的金标准。因此牛奶蛋白特异性

IgE 值升高,但宝宝没有过敏症状,不能诊断牛奶蛋白过敏,但有可能进展为牛奶蛋白过敏。

（汤建萍）

31. 牛奶蛋白特异性 IgG 值升高,可诊断牛奶蛋白过敏吗

牛奶蛋白特异性 IgG 值升高,不能诊断牛奶蛋白过敏。因为进食任何一种蛋白质食物均能刺激机体产生相应的 IgG 抗体,这是一种正常的免疫反应,因此宝宝牛奶喂养后体内一般都会产生牛奶蛋白特异性 IgG。

人体免疫系统由免疫器官、组织、免疫细胞及免疫活性分子等组成。免疫球蛋白是免疫活性分子中的一类,分为五类,即免疫球蛋白 G(IgG)、免疫球蛋白 A(IgA)、免疫球蛋白 M(IgM)、免疫球蛋白 D(IgD) 和免疫球蛋白 E(IgE)。IgG 是在脾脏和淋巴结中合成,在人体血清中的含量最高(占免疫球蛋白量的 75%),而且在血清中半衰期长,主要分布在血清和组织液中,是抗细菌、抗毒素和抗病毒抗体的主要组成部分,也是机体抗感染免疫过程中的重要物质基础。IgG 也是唯一能通过胎盘屏障的免疫球蛋白,对新生儿抗感染起重要作用。所以通常人们提到的免疫球蛋白都是对 IgG 而言。

免疫系统通过识别抗原并对其做出反应,保护我们的身体免受可能有害物质的伤害。食物蛋白也是一类抗原,当食物蛋白进入机体会刺激免疫系统产生针对某种食物的 IgG 抗体。以牛奶蛋白为例,当宝宝进食牛奶后体内会产生牛奶蛋白 IgG,进食越多其牛奶 IgG 抗体可能更高。许多研究显示,食物特异性 IgG 值升高与宝宝的过敏症状关系不大,采用特异性 IgG 升高的食物进行激发试验,不能诱发过敏症状,表现为口服食物激发试验阴性。

食物特异性 IgG 与食物过敏的相关研究:

(1)2014 年,芬兰学者报道了 18 例经牛奶双盲安慰剂对照食物激发试验确诊的表现为胃肠道症状的非 IgE 介导的牛奶蛋白过敏的宝宝,对其检测了血清牛奶蛋白 IgG,发现激发试验阳性组的牛奶蛋白 IgG 并不高,与激发试验阴性组一致,提示牛奶特异性 IgG 不能用于诊断非 IgE 介导的牛奶蛋白过敏。

(2)2014 年,中国香港学者报道了对 30 例持续性特应性皮炎儿童检测了 96 种食物的特异性 IgG 和 IgA,同时对特应性皮炎的严重程度,儿童皮肤病生活质量指数和皮肤经皮水分流失进行评估。其中 27 例患儿接受了基于 IgG 和 IgA 数据的饮食回避建议。结果显示 96 种食物特异性 IgG 或 IgA 水平与疾病严重程度、生活质量、皮肤经皮水分流失无相关性,回避特异性 IgG 或 IgA 升高的食物后对临床症状几乎没有影响。

(3)意大利学者调查了 73 例慢性荨麻疹和其他疑似过敏皮肤症状的患者,对所有患者进行食物和吸入性过敏原皮肤试验、特异性 IgE 和特异性 IgG4 测定,并对特异性 IgG4 阳性患者进行开放性口服食物激发试验。结果显示 45 例特异性

IgG4 阳性者(包括 38 例单一特异性 IgG4 阳性和 7 例特异性 IgG4 和特异性 IgE 同时阳性)食物激发试验均阴性,作者认为食物特异性 IgG4 对皮肤过敏性疾病缺乏诊断价值。

因此,国内外食物过敏诊疗指南或共识提出了一致的观点,即食物特异性 IgG(包括 IgG4)不能作为诊断食物过敏的指标。当然,牛奶蛋白特异性 IgG 值升高也不能诊断牛奶蛋白过敏。

（汤建萍）

32. 皮肤点刺试验诊断牛奶蛋白过敏有价值吗

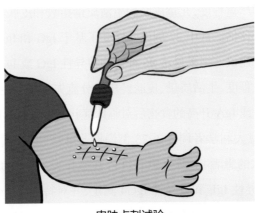

皮肤点刺试验

皮肤点刺试验是最常见的过敏原体内检测方法,在 IgE 介导的牛奶蛋白过敏的诊断中具有辅助诊断的价值。牛奶皮肤点刺试验阴性基本上可排除 IgE 介导的牛奶蛋白过敏,而牛奶皮肤点刺试验阳性,则需要根据皮肤点刺试验阳性程度和临床病史进一步评估,综合判断。

过敏原检测方法可分为体内和体外检测两大类,皮肤点刺试验是最常见的过敏原皮肤试验。皮肤点刺试验是将要检测的过敏原点刺液如牛奶滴于患者前臂皮肤上,再用一次性点刺针轻轻刺入含有牛奶的皮肤表层内,同时作阳性和阴性对照,15~20 分钟后观察结果。如果点刺部位出现直径>3mm,类似蚊虫叮咬的风团和红斑时,可判断为牛奶皮肤点刺试验阳性。这种方法是全球公认的最方便、经济、安全、有效的过敏原诊断方法,其优点为安全性及灵敏度均高,患者无明显痛苦,就如被蚊叮一样,而且患者及医生都可以立刻知道检验结果。需要注意的是皮肤点刺试验的临床意义与血清特异性 IgE 检测一样,也就是说,当宝宝牛奶皮肤点刺试验阳性仅提示宝宝已经对牛奶蛋白致敏,而不能诊断为对牛奶蛋白过敏,如果进食牛奶后出现牛奶蛋白过敏相关症状才能诊断牛奶蛋白过敏。

皮肤点刺试验与食物过敏诊断的相关研究显示:

(1)皮肤点刺试验阳性不伴临床症状者占人群的 8%~30%,其中,30%~60% 的阳性者可进展为过敏性疾病。因此,当皮肤点刺试验阳性而无症状时,应考虑其有预测过敏性疾病发生的价值,必要时可定期复查。

(2)皮肤点刺试验和双盲安慰剂对照食物激发试验研究

表明,牛奶和鸡蛋皮肤点刺试验协助诊断食物过敏的阳性预测值高,分别为76%和89%,这说明牛奶和鸡蛋皮肤点刺试验阳性对牛奶和鸡蛋过敏的诊断非常有帮助。

(3)皮肤点刺试验阴性的临床特异度高达95%,通常可排除对某种过敏原引起的IgE介导的过敏性疾病,在食物过敏中尤为明显。

(4)皮肤点刺试验风团的大小与临床症状出现的概率及疾病转归有关。皮肤点刺试验风团越大,出现临床症状的可能性越大。当鸡蛋清皮肤点刺试验风团 ≥ 7mm 时,95%的患者诊断为鸡蛋过敏,当牛奶和花生皮肤点刺试验风团 ≥ 8mm时,95%的患者诊断为牛奶或花生过敏。牛奶和鸡蛋皮肤点刺试验风团越大,宝宝越不易耐受牛奶和鸡蛋。

国内外指南和共识一致推荐皮肤点刺试验对IgE介导的过敏性疾病的诊断具有一定的价值。

(汤建萍)

33. 为什么饮食回避 + 激发试验是诊断牛奶蛋白过敏的金标准方法

口服食物激发试验是诊断食物过敏最可靠的临床方法,

双盲安慰剂对照食物激发试验是诊断食物过敏的金标准。皮肤点刺试验、总 IgE 检测、特异性 IgE 检测、外周血嗜酸性粒细胞计数在诊断食物过敏上有一定价值,但均不能单独作为确诊食物过敏的指标。

临床上用于检测过敏原的方式主要有以下几种:

(1)皮肤点刺试验:一项基于口服食物激发试验评价皮肤点刺试验对于牛奶过敏诊断的研究发现,皮肤点刺试验不能用于确诊儿童牛奶蛋白过敏。多个国际指南认为皮肤点刺试验在诊断 IgE 介导的食物过敏上是有价值的,但阳性不等于过敏,需要与可靠的临床病史相结合。

(2)特异性 IgE 测定:总 IgE 增高不能预测与症状相关的食物过敏,因此应根据病史进行特异性 IgE 检测。特异性 IgE 水平越高,发生过敏的可能性越大。特异性 IgE 在诊断 IgE 介导的食物过敏上有一定的价值,但是阳性不能单独作为确诊食物过敏的指标,需要与明确的食物过敏病史相结合进行分析判断。

(3)缺乏有力证据支持 IgG 和 IgG4 可诱导嗜碱性粒细胞释放组胺,也缺乏关于 IgG 和 IgG4 检测对食物过敏诊断价值的对照研究,故目前尚未获得食物特异性 IgG 和 IgG4 在食物过敏中起效应作用的确凿依据。在过敏原特异性免疫治疗过程中产生的 IgG4 不仅可抑制 IgE 介导的促抗原呈递,起到免疫阻断作用,且与调节性 T 细胞活性相关,故 IgG 和 IgG4 不应被视为诱导超敏过敏反应的因素,而可能是免疫耐受的指标。

(4)口服食物激发试验开始前应先进行牛奶回避试验。

饮食中回避牛奶或奶制品 2~4 周,有皮肤症状者需回避到 6 周,记录临床症状。若症状改善,考虑该儿童临床症状可能与牛奶蛋白过敏有关,需行口服牛奶蛋白激发试验确诊。口服牛奶激发试验包括开放激发试验和双盲安慰剂对照激发试验,后者是确诊牛奶蛋白的"金标准"。激发过程中监测并记录相关症状,当激发试验诱发出症状,即可确诊牛奶蛋白过敏。

国内外共识及指南均指出,饮食回避 + 口服食物激发试验是诊断食物过敏的金标准方法,牛奶蛋白过敏的诊断也遵循这一标准。

(王宝西)

34. 怀疑牛奶蛋白过敏宝宝,为什么要进行饮食回避

饮食回避和口服食物激发试验是诊断牛奶蛋白过敏金标准方法;合理饮食回避是食物过敏治疗最主要的方法;食物回避能缓解或消除食物过敏的临床症状、增加免疫耐受。

牛奶蛋白过敏常见于婴幼儿及学龄前儿童,是一种由牛奶蛋白引起的异常免疫反应,在儿童中的发病率为 0.02%~8%。其发病机制可通过 IgE 或非 IgE 介导,抑或两者混合介导。由 IgE 介导的牛奶蛋白过敏通常在摄入食物后的数分钟至

2 小时内迅速发生，可涉及皮肤黏膜、呼吸道、胃肠道甚至神经系统。食物过敏可诱发宝宝呼吸道症状，但很少单独出现，一旦出现，则意味可能为严重过敏反应。

因 IgE 介导的牛奶蛋白过敏表现为进食后出现症状的时间短，并可参考过敏原检测，故容易判断；而非 IgE 介导的牛奶蛋白过敏表现为进食后出现症状的时间不固定且较长，又缺乏实验室辅助诊断手段，故较难判断，往往需要通过试验性膳食回避 - 口服食物激发来明确诊断。

IgE 介导的牛奶蛋白过敏等随着年龄增长会出现一定程度的耐受，甚至完全耐受；非 IgE 介导的牛奶蛋白过敏容易更早出现耐受。对于 IgE 介导的食物过敏，多项队列研究结果显示食物过敏缓解的时间因过敏的食物种类不同而有所不同，牛奶、鸡蛋、大豆、小麦过敏随年龄增长会有越来越多的宝宝出现耐受。在儿童，特异性 IgE 水平下降通常是对食物耐受开始的标志。对于鸡蛋、牛奶发生 IgE 介导的过敏反应宝宝，鸡蛋、牛奶特异性 IgE 在 12 个月内下降得越多，对食物产生耐受的可能性越大。美国食物过敏诊断和管理指南也指出，IgE 介导的食物过敏多数儿童最终可耐受牛奶、鸡蛋、大豆和小麦。

合理饮食回避是食物过敏治疗最主要的方法，应避食明确过敏的食物。国内外指南均指出，饮食回避是食物过敏治疗的主要方法，但不应过度避食，在正确诊断食物过敏及确定过敏原的基础上，最小限度避食。母乳喂养婴儿，母亲需有针对性避食婴儿过敏食物。

国内外共识或指南中都指出：饮食回避和口服食物激发试验是诊断牛奶蛋白过敏金标准；牛奶蛋白过敏缺乏特异性

治疗方法；治疗牛奶蛋白过敏的最佳方法是回避牛奶蛋白，合理饮食回避是食物过敏治疗最主要的方法；食物回避能缓解或消除食物过敏的临床症状、增加免疫耐受。

（王宝西）

35. 母乳喂养的宝宝发生牛奶蛋白过敏，母亲如何进行饮食回避

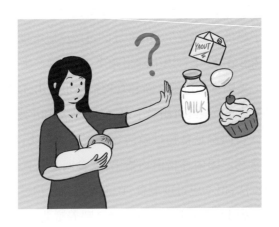

母乳喂养的宝宝发生牛奶蛋白过敏，不建议停母乳，母亲行饮食回避时首先回避牛奶和奶制品，如果回避后症状改善不明显，再考虑回避其他种类食物。另外，在临床实践中发

现,牛奶过敏宝宝引入海产品如鱼、虾等易引起过敏或过敏加重,因此,母乳喂养的宝宝发生牛奶蛋白过敏时,建议母亲应同时回避易致敏海产品。

由于母亲摄入的食物抗原可以通过乳汁传递给宝宝,宝宝发生牛奶蛋白过敏时母亲通常需要进行饮食回避。值得注意的是,饮食回避时不仅要回避易导致过敏的食物(牛奶),还包括奶制品,如蛋糕、面包、奶酪等,因为研究显示加热等食品加工过程并不能降低牛奶、鸡蛋蛋白的致敏性。

实验室研究表明,生奶和加热后的牛奶其抗原性没有明显差异,并且已经证实加热后新的蛋白质聚合物仍可以结合特异性 IgE,如在 100℃条件下煮沸牛血清白蛋白 10 分钟后,其二聚体、三聚体和多聚体明显增加,并且都保持了它们结合IgE 的特性。

临床研究显示一些婴幼儿出现牛奶蛋白过敏是在摄入牛奶加工产品后出现的,这也印证了加热并不能改变牛奶中蛋白的抗原性。此外,牛奶蛋白在工业处理过程中会被氧化,形成修饰 / 氧化的氨基酸残基,特别是在 β- 乳球蛋白中,这可能产生新的免疫反应表位而增强部分致敏特性。

另外,由于食物过敏之间存在交叉免疫反应,母亲还应注意回避鸡蛋等食物。

因此,国内外共识或指南建议:母乳喂养的婴儿不建议停母乳,母亲先进行饮食回避,饮食回避时应首先严格回避牛奶和奶制品,观察婴儿过敏反应的情况。若饮食回避牛奶后宝宝过敏症状改善不明显,则需要考虑回避其他种类可能过敏的食物,如鸡蛋、海产品、大豆、花生、坚果、小麦等。只有当母亲饮食回避时婴儿过敏症状明显改善,且母亲再次引入时婴儿过敏反应复现时才需要母亲持续地进行饮食回避。考虑到牛奶是优质的钙源,饮食回避时母亲需要注意补钙及维生素D,母亲长期饮食回避时注意保证充分营养摄入。

(王宝西)

36. 饮食回避的时间是多长

"饮食回避和口服食物激发试验阳性"是诊断牛奶蛋白过敏的金标准,回避时间通常为2~4周,有皮肤症状的可能需要回避6周,若饮食回避期间内症状明显缓解或不能缓解甚至加重,均需要到专科门诊进行进一步评估。

牛奶蛋白过敏是一种由牛奶蛋白引起的异常免疫反应,以消化道和皮肤受累最为常见。饮食回避的目的即是通过避免牛奶蛋白对宝宝免疫系统的刺激,从而达到炎症的消退及症状的缓解。因此,饮食回避的时间主要取决于受累器官功能恢复所需的时间。

消化道受累的情况下,急性的食物蛋白诱导的小肠结肠炎综合征相关的呕吐和腹泻症状可在数小时内显著改善,而慢性的食物蛋白诱导的小肠结肠炎综合征则需要数天或数周时间,呕吐和腹泻症状才能显著改善。同样,食物蛋白诱导的过敏性直肠结肠炎所引起的血便症状也需要数天时间消失。至于胃肠道受累后黏膜修复和双糖酶活性完全恢复则可能需要几个月的时间。

皮肤受累通常表现为特应性皮炎，如红斑、丘疹、渗出等，恢复一般需要 2~6 周。因此，有皮肤症状时试验性饮食回避的时间推荐为 2~6 周。

国内最新指南建议：母亲试验性饮食回避的时间为 2~6 周，国外共识或指南：如世界变态反应组织、英国过敏和临床免疫学会等组织的指南建议试验性饮食回避的时间为：2~4 周。而对于已经明确诊断为牛奶蛋白过敏的宝宝，国内外指南均建议：饮食回避时间原则上不少于 6 个月，且年龄越小建议回避时间越长，一般需要回避至 9~12 月龄。

（王宝西）

37. 如何进行牛奶蛋白的激发试验

口服食物激发试验是诊断牛奶蛋白过敏的金标准，各国指南均已明确提出。其目的是明确宝宝是否对牛奶蛋白存在过敏反应，且可以获得引起临床过敏反应症状所需牛奶的最低量，还可以应用于随访过程中判定宝宝对牛奶蛋白的耐受情况。

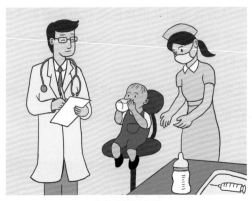

食物激发试验

口服食物激发试验有 3 种方法：①双盲安慰剂对照食物激发试验：即用食物模拟、混合食物、牛奶蛋白提取物胶囊等方法将牛奶蛋白隐藏，分 2 次进行试验，分别含有牛奶蛋白和安慰剂。食物由第三方如营养师准备，医生、宝宝及宝宝家属均不知道试验过程中给予的是牛奶蛋白还是安慰剂。②单盲口服食物激发试验：用食物模拟、混合食物、牛奶蛋白提取物胶囊等方法将牛奶蛋白隐藏，进行 1~2 次试验，医生知道食物的种类，宝宝家长不清楚。③开放性口服食物激发试验：医生和宝宝家长均知道试验时摄入牛奶蛋白，容易实施，但易受偏倚因素如年龄、性格等的影响，这种方法适用于婴幼儿。

口服食物激发试验从小剂量开始，分次给予不含乳糖牛奶蛋白激发，可每隔 30 分钟给 1 次，如可依次给予 1ml、3ml、10ml、30ml、100ml 和 200ml 的剂量；严重牛奶蛋白过敏时可依次给予 0.1ml、0.3ml、1ml、3ml、10ml、30ml、100ml 和 200ml 的剂量。小剂量一般为意外暴露于过敏原情况下的剂量，适用于初始进行口服食物激发试验且极有可能诱发过敏症状的患者,若无明显症状,则再予中~大剂量牛奶蛋白激发。速发型过敏反应常在 1~2 小时内发生,试验过程中如果未发生过敏反应,在试验结束后仍需留观患者 2 小时,并告知患者 24 小时内仍有出现症状的可能性,对怀疑非速发型过敏反应的患者,应延长观察时间(如留院 1 天)。若宝宝仍无过敏反应,可每天在家中引入牛奶蛋白 200ml/d,持续 2 周,通过电话随访有无迟发型过敏反应发生,如有反应,则确诊;如 2 周还没有反应,则排除。整个过程医务人员需要详细询问宝宝的病史并记录。

国内外相关指南均指出口服食物激发试验对于牛奶蛋白过敏的确诊价值,同时要求口服食物激发试验应在专业医务监督或指导下进行;在口服食物激发试验之前,宝宝应该严格规避牛奶蛋白 2~4 周;宝宝的过敏性疾病应在口服食物激发试验时得到最佳控制,可能需要停用干扰口服食物激发试验的药物;口服食物激发试验前需要充分告知宝宝家属试验的风险,获得父母或监护人的书面知情同意。

(王宝西)

38. 家中可以进行牛奶蛋白激发试验吗

牛奶蛋白过敏可通过 IgE 或非 IgE 介导,抑或两者混合介导。对于轻中度非 IgE 介导的牛奶蛋白过敏,可在家庭内开展口服食物激发试验。对于 IgE 介导和重度非 IgE 介导的牛奶蛋白过敏,则需要在有相关培训和技能的医疗机构中,在严密监测下进行。

在饮食回避后开展口服食物激发试验前需明确宝宝当前有无湿疹,有无速发型过敏反应病史。IgE 介导的牛奶蛋白过敏宝宝有速发型过敏反应病史,但当血清牛奶特异性 IgE 检测和皮肤点刺实验为阴性时,鉴于此类宝宝有可能因为再次接触牛奶蛋白而在几分钟内出现速发型过敏反应,甚至可出现因喉头水肿或支气管阻塞而致的呼吸困难,危及宝宝生命,需要医务人员判断后第一时间干预,故需在相关医疗机构医务人员密切监督下开展口服食物激发试验。若宝宝当前有湿疹,需进行血清牛奶特异性 IgE 检测和皮肤点刺实验。若两者结果均为阴性,且宝宝从无速发型过敏反应病史,可经医务人员指导在家中进行口服食物激发试验;若两者结果为阳性,需要在医疗机构进行口服食物激发试验。

如果宝宝当前无湿疹,且任何时候都无速发型过敏反应病史,则考虑为非 IgE 介导的牛奶蛋白过敏,此时需要评估宝宝的临床表现严重程度。轻中度和重度反应的区分以是否因过敏造成了营养不良(如血红蛋白、白蛋白降低)和生长发育障碍(如因慢性腹泻或呕吐导致的发育迟缓),或消化道是否存在病理性的病变(如内镜或病理证实为肠炎或溃疡性结肠炎)为依据。若宝宝无上述表现,考虑为轻中度非 IgE 介导的牛奶蛋白过敏,可在家中引入牛奶蛋白开展口服食物激发试验;若宝宝存在上述表现,考虑为重度非 IgE 介导的牛奶蛋白过敏,此类宝宝需在有急救能力的医疗机构开展口服食物激发试验。

因此国内外的共识或指南:如英国国立健康与临床优化研究所、中华医学会儿科学分会消化学组、中华预防医学会过敏病预防与控制专业委员会等专家共识或指南均指出:对于轻中度非 IgE 介导的牛奶蛋白过敏,可在家庭内开展口服激发试验;对于 IgE 介导和重度非 IgE 介导的牛奶蛋白过敏,则需要在有相关培训和技能的医疗机构中,在严密监测下进行。

(王宝西)

39. 诊断牛奶蛋白过敏必须要做激发试验吗

饮食回避和激发试验阳性是诊断牛奶蛋白过敏的金标准,非 IgE 介导的牛奶蛋白过敏必须进行口服食物激发试验才能明确诊断,而对于有明确速发型过敏反应病史的 IgE 介导的牛奶蛋白过敏,若血清牛奶特异性 IgE 检测和皮肤点刺实验为阳性,则可直接诊断,无需再做口服食物激发试验。

从发病机制讲,IgE 介导的牛奶蛋白过敏是指宝宝对饮食中的牛奶蛋白致敏后产生速发型过敏反应,一般接触抗原即牛奶蛋白后几分钟内即可出现,皮肤症状突出,表现为急性瘙痒、红斑、荨麻疹、血管性水肿、急性弥漫性特应性湿疹等,宝宝体内也会产生牛奶特异性 IgE。对此类宝宝开展实验室检查皮肤点刺试验或血清牛奶特异性 IgE 检测,两者为阳性,提示宝宝对牛奶蛋白过敏,结合宝宝病史可作出诊断。此类宝宝若进行口服食物激发试验,有可能因为再次接触牛奶蛋白而在几分钟内出现速发型过敏反应,甚至可出现因喉头水肿或支气管阻塞而致的呼吸困难,危及宝宝生命。因此对此类宝宝不建议行口服食物激发试验,只有当病史和过敏测试结果不足以支持确诊 IgE 介导的牛奶蛋白过敏时,才需开展。

有很多研究评估了皮肤点刺试验和血清牛奶特异性 IgE 检测对 IgE 介导的牛奶蛋白过敏的诊断价值。研究发现,皮肤点刺试验时风团直径<5mm 的患者中 83% 逐步建立了免疫耐受,而>5mm 的患者中 74% 对牛奶蛋白持续过敏。关于血清牛奶特异性 IgE 检测,特异性 IgE 为 2.5U/ml 时的阳性预测值为 90%,5U/ml 时的阳性预测值为 95%。另外,牛奶特异性 IgE 水平的下降程度与耐受性之间存在着关系,并且特异性 IgE 水平的下降越大,出现耐受性的可能性越大:若特异性 IgE 水平下降 50%,产生耐受性的可能性为 31%;特异性 IgE 水平下降 95%,产生耐受性的可能性为 94%。

非 IgE 介导的牛奶蛋白过敏主要表现为迟发型过敏反应,此时虽有临床症状,但因为发病机制不同,故皮肤点刺试验或血清牛奶特异性 IgE 检测很可能为阴性,两者对于非 IgE 介导的牛奶蛋白过敏缺乏明确的诊断价值,必须开展口服食物激发试验才可明确诊断。需要注意的是,对于非 IgE 介导的牛奶蛋白过敏需要评估宝宝的临床表现严重程度:若宝宝出现了营养不良、生长发育障碍或消化道存在病理性的病变，考虑为重度反应，此类宝宝需在有急救能力的医疗机构开展口服食物激发试验；若宝宝无上述表现，则可在家中引入牛奶蛋白开展口服食物激发试验。另外，在临床实践中，以胃肠道症状为主要表现，内镜黏膜活检嗜酸性粒细胞计数食管 > 15/HPF，胃肠道 > 20/HPF，回避饮食后临床症状好转或消失，亦可以不做食物激发试验。

上述结果表明，皮肤点刺试验和血清牛奶特异性 IgE 检测对 IgE 介导的重度牛奶蛋白过敏具有诊断价值，两者的结果可以预测宝宝是否建立免疫耐受。重度 IgE 介导的过敏反应可不用做口服食物激发试验，而非 IgE 介导的牛奶蛋白过敏则依赖口服食物激发试验才可明确诊断。

（王宝西）

40. 湿疹宝宝如何确定有无牛奶蛋白过敏

确定湿疹 / 特应性皮炎宝宝是否存在牛奶蛋白过敏需要 4 个步骤来完成，第一步是家长应该提供详细的病史，如宝宝的喂养情况，进食牛奶后是否出现过敏相关症状，症状出现的时间等；第二步是由医生来评估宝宝湿疹的严重程度,是否合并其他过敏性疾病如过敏性胃肠炎、过敏性鼻炎和哮喘等;第三步是给宝宝进行过敏原检测:如牛奶皮肤点刺试验,抽血查牛奶特异性 IgE,回避性饮食试验和口服牛奶激发试验;第四步是根据病史与检验结果综合分析得出结论。

湿疹 / 特应性皮炎是一种常见的皮肤慢性炎症性疾病,表现为多种形态的皮疹如红斑、丘疹、丘疱疹、流水、糜烂和结痂,往往从面部开始,严重者可泛发全身;剧烈瘙痒,宝宝常反复搔抓,烦躁不安,影响睡眠;宝宝湿疹 / 特应性皮炎可分为轻度、中度和重度三类。引起湿疹 / 特应性皮炎的原因很多,如遗传因素、皮肤屏障功能障碍、食物和吸入物过敏、感染、皮肤免疫功能失衡等。食物过敏仅仅是湿疹 / 特应性皮炎的原因之一,同时也是湿疹 / 特应性皮炎的诱发和加重因素。但并不是所有湿疹 / 特应性皮炎宝宝都存在食物过敏,有下列情况的湿疹 / 特应性皮炎宝宝,建议进行过敏原检查:①在日常生活中发现湿疹 / 特应性皮炎宝宝吃某种食物后 2 小时内出现过敏症状;②湿疹 / 特应性皮炎持续,而且皮疹严重的宝宝;③湿疹 / 特应性皮炎宝宝伴有消化道症状如便血、腹泻、便秘时;④湿疹 / 特应性皮炎宝宝合并过敏性咳嗽、哮喘或过敏性鼻炎。

湿疹 / 特应性皮炎与食物过敏相关性临床研究显示:

(1)最近一项湿疹与食物过敏的系统综述显示,湿疹 / 特应性皮炎、食物致敏和食物过敏之间有很强的相关性,特别是与湿疹 / 特应性皮炎的严重性和慢性化有关。

(2)西方国家研究显示湿疹 / 特应性皮炎儿童中经食物激发试验确诊的食物过敏患病率高达 33%~63%,中国 <2 岁的中重度特应性皮炎宝宝经食物激发试验确诊的食物过敏患病

率为 49.7%。

(3)引起湿疹 / 特应性皮炎最常见的过敏食物是牛奶、鸡蛋、小麦、大豆、坚果、鱼等,而且婴幼儿湿疹 / 特应性皮炎以牛奶、鸡蛋、小麦、大豆过敏为主。有作者报道对 150 例<2 岁中重度湿疹 / 特应性皮炎宝宝进行食物激发试验,其中对鸡蛋、牛奶、大豆和小麦过敏发生率分别是 66.7%、62.7%、39.0% 和 24.1%。

中华医学会皮肤性病学分会、美国过敏、哮喘和免疫学会和欧洲过敏和临床免疫学会等相继制定了湿疹 / 特应性皮炎相关食物过敏诊断与管理专家共识或指南,一致认为湿疹 / 特应性皮炎与食物过敏关系密切,食物过敏是湿疹 / 特应性皮炎的诱发和加重因素,对中重度湿疹 / 特应性皮炎、早发性湿疹 / 特应性皮炎和合并其他过敏性疾病的湿疹 / 特应性皮炎宝宝应该去找专科医师就诊,明确是否与食物过敏有关。

(汤建萍)

41.

湿疹宝宝采用氨基酸配方粉喂养之后,仍反复发作,还考虑牛奶蛋白过敏吗

湿疹的病因复杂、诱因有很多,牛奶蛋白过敏是其中之

一。如果怀疑牛奶蛋白过敏并采用饮食回避和氨基酸配方粉替代喂养，若 4~6 周后宝宝湿疹并没有缓解或仍反复发作，可以不考虑牛奶蛋白过敏。

湿疹 / 特应性皮炎宝宝牛奶蛋白过敏发病率为 27.4%，我国重度特应性皮炎宝宝牛奶蛋白过敏阳性率高达 58.8%。对怀疑牛奶过敏的湿疹宝宝，首先需要采用诊断性饮食回避，即严格回避牛奶和所有乳制品（母乳喂养者，其母亲也同时回避），包括容易被忽略的隐藏乳制品食物，如黄油、酥油、芝士、加工肉制品等，并采取措施避免被乳制品成分污染。此外，回避的时间要足够。英国国家卫生医疗质量标准署（NICE）建议至少回避 6 周，中华医学会儿科学分会皮肤性病学组建议回避 4~6 周。回避期间给予氨基酸配方粉替代。在回避牛奶蛋白后，若湿疹的症状得到缓解（湿疹严重度评分下降>10 分），应考虑宝宝存在牛奶蛋白过敏可能，可再进行口服食物激发试验确认。相反，在回避牛奶蛋白 4~6 周后，宝宝湿疹并没有缓解或仍反复发作，则基本可以排除牛奶蛋白过敏的可能。

英国过敏和临床免疫学协会（BSACI）、英国国家卫生医疗质量标准署（NICE）、欧洲儿科胃肠病学、肝病学和营养协会（ESPGHAN）、中华医学会儿科学分会皮肤性病学组均建议：牛奶蛋白过敏的诊断需要通过病史及实验室检查（如皮肤点刺试验、特异性 IgE 检测）进行综合判断，牛奶蛋白回避和口服食物激发试验是诊断的金标准。

（杨 欢 王 华）

42. 牛奶蛋白过敏宝宝会合并其他食物过敏吗

　　牛奶蛋白过敏宝宝通常会合并其他多种食物的过敏。婴幼儿常见的八大类食物过敏原是牛奶、鸡蛋、鱼、贝壳类、花生、坚果、小麦、豆类。

　　婴儿由于消化道屏障功能不成熟，肠壁结构松弛，黏膜通透性较高，小肠获得性免疫系统处理抗原的能力有限，牛奶蛋白等易致敏大分子过敏原易通过黏膜屏障进入血液引起过敏。加之婴儿肠道正常菌群尚未建立，婴儿肠道免疫功能（包括口服耐受）不成熟，且易受破坏，易使胃肠黏膜形成免疫炎症反应，出现相应的胃肠道症状，如呕吐、腹泻、腹胀、肠绞痛、消化道出血等症状。并且 T 细胞是机体最重要的免疫细胞群，其中 CD4 阳性 T 细胞亚群主要分为 Th1、Th2 两个亚群，婴幼儿往往处于 Th2 占优势的不平衡状态，易受到食物抗原的刺激，引起 Th2 激活 B 胞分泌 IgE，出现过敏。因此牛奶蛋白过敏宝宝通常合并多种食物的过敏。

　　世界过敏组织、欧洲小儿胃肠营养肝病学会关于牛奶蛋白过敏的其他配方建议：由于 30%~50% 的牛奶蛋白过敏婴幼儿可同时发生与鸡蛋、鱼、贝壳类、花生、坚果、小麦、豆类等食物的交叉过敏，需严格回避相关的过敏食物。

（李小芹）

五、鉴别诊断

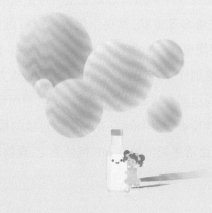

43. 腹泻宝宝,是牛奶蛋白过敏还是乳糖不耐受

乳糖不耐受及牛奶蛋白过敏均可引起腹泻症状,需进一步鉴别。

乳糖不耐症是指摄入乳糖后,患者出现腹痛、肛门排气增多或腹泻等相关消化道症状。导致乳糖不耐受的原因是肠道无法消化和吸收饮食中的乳糖,未分解的乳糖在肠道内积聚,造成肠道渗透压升高,吸收不良的乳糖在结肠中发酵成短链脂肪酸、氢气、二氧化碳和甲烷。过高的渗透压及过多的气体导致腹部疼痛、胃肠胀气和腹泻等一系列临床表现。而牛奶蛋白过敏是指摄入牛奶后反复出现相关过敏临床症状与体征,是由免疫反应介导,可分为 IgE 介导、非 IgE 介导和混合介导。

乳糖不耐受及牛奶蛋白过敏宝宝均可出现异常哭闹、腹泻、肛门排气增多等症状,然而牛奶蛋白过敏由免疫因素介导,还可出现便血、湿疹、生长发育异常等表现。除从临床症状及体征相鉴别外,两者还可通过以下辅助检查方法相鉴别:乳糖不耐受的检测方法如氢气呼气试验、乳糖耐量试验、肠黏膜乳糖酶活性检查、基因检测;牛奶蛋白过敏的检测方法:皮肤点刺试验、血清牛奶特异性 IgE 抗体测定,食物回避 + 激发试验。

因此，宝宝出现腹泻症状，不能即刻诊断是牛奶蛋白过敏还是乳糖不耐受，应观察宝宝是否合并便血、皮疹、影响生长发育等情况，并可通过以上检查方法进一步鉴别。

（李小芹）

44. 便血宝宝，是乳糖不耐受吗

可引起婴幼儿便血的病因有感染、食物过敏、肠息肉、肠套叠、肠扭转、坏死性小肠结肠炎、梅克尔憩室、炎症性肠病、血管畸形、血液系统疾病等，而乳糖不耐受通常不会出现便血症状。

母乳中的乳糖是婴幼儿重要的能量来源。乳糖进入体内后在小肠乳糖酶的作用下分解成葡萄糖和半乳糖，水解后的半乳糖是构成脑及神经组织糖脂质的成分。由于乳糖酶缺失或活性降低可导致乳糖吸收不良，未被消化的乳糖进入结肠后可被细菌发酵生成乳酸、丙酸等短链脂肪酸及二氧化碳等气体，进而增加肠内渗透压，出现肠鸣、腹痛、腹胀和渗透性腹泻等临床表现，称为乳糖不耐受症。同样，食物中的乳糖在小肠内不能被乳糖酶完全消化吸收而滞留于肠腔内，使肠内容物的渗透压增高、体积增加，肠排空加快，导致腹胀、肠鸣、肠绞痛、腹泻、恶心、呕吐等胃肠道症状，少数患者肠道运动减弱而出现便秘。

乳糖不耐受在婴幼儿最常见症状是腹泻,典型的粪便为黄色稀便,带泡沫及酸臭味,年长儿则以腹部不适、腹胀为多见。乳糖不耐受无免疫反应参与,一般不会出现便血症状。

（李小芹）

45. 便血宝宝,是肠道感染还是牛奶蛋白过敏

牛奶蛋白过敏和肠道侵袭性细菌感染均可引起便血,但发病机制不同。牛奶蛋白过敏是免疫因素介导的,通常无发热,不伴有里急后重感,大便培养阴性;而肠道侵袭性细菌感染是因为细菌直接侵袭小肠结肠肠壁,造成肠黏膜充血水肿、渗出、糜烂、溃疡,常伴随发热、恶心、呕吐、腹痛、腹泻等症状,大便培养可找到致病菌。故仅凭便血症状,不能区分是肠道感染还是牛奶蛋白过敏,需进一步结合宝宝病史、年龄、伴随症状、体格检查、血常规、大便常规＋细菌培养、皮肤点刺试验、食物特异性 IgE 检测、过敏原回避＋食物激发试验等综合判断。若宝宝合并发热症状,查体无湿疹,无过敏史及过敏性疾病家族史,食物特异性 IgE 检测及皮肤点刺试验阴性,结合大便培养阳性结果,可诊断为感染性腹泻。若宝宝有明确过敏性疾病家族史,查体有湿疹等其他系统体征、食

物特异性 IgE 检测及皮肤点刺试验阳性，可倾向于牛奶蛋白过敏的诊断，最终通过过敏原回避有效 + 食物激发试验阳性来确诊。

（李小芹）

46. 便血宝宝，是维生素 K_1 缺乏还是牛奶蛋白过敏

维生素 K_1 缺乏及牛奶蛋白过敏均可引起便血症状。

维生素 K 是激活凝血因子 Ⅱ、Ⅶ、Ⅸ、Ⅹ 以及蛋白质 C 和 S 的必需辅助因子，目前已知的主要有维生素 K_1、K_2、K_3、K_4 等形式。造成新生儿及婴幼儿维生素 K 缺乏的原因：①新生儿肝酶系统不成熟，自身合成维生素 K 功能差；②母体内的维生素 K 难以通过胎盘；③出生前孕母接受抗惊厥药、抗凝血药、抗结核药等；④婴儿肝胆系统疾病和代谢性疾病；⑤胃肠道感染等因素。

维生素 K 缺乏诊断要点：2 个月内的小婴儿；纯母乳喂养，生后未应用维生素 K_1；突然出现明显的出血倾向及贫血或突发非感染性颅内压增高表现；凝血酶原时间、活化部分凝血活酶时间延长；异常凝血酶原阳性或血清维生素 K_1 浓度降低或测不到；予维生素 K_1 治疗 1~2 天后出血倾向消失并不再复发。重要参考病史：①孕母服抗惊厥、抗凝血、抗结核、水

杨酸及化疗药物史；②宝宝肝胆病史；③宝宝慢性腹泻病史：
④宝宝长期服用抗生素史。

维生素 K_1 缺乏的宝宝给予维生素 K_1 肌内注射后出血停止，一般不会复发。而牛奶蛋白过敏是由免疫反应介导的一种免疫紊乱，宝宝可有腹泻、便血、腹胀、异常哭闹、湿疹、生长发育受限影响，其引起的便血若不回避过敏原仅给予维生素 K_1 治疗是无效的，便血症状会反复出现。

（李小芹）

47. 牛奶蛋白过敏宝宝可以仅表现为呕吐吗

宝宝呕吐很常见，原因多种多样，如胃肠道感染、肠梗阻、肠套叠、坏死性小肠结肠炎、消化性溃疡、胃食管反流病、消化道畸形、功能性胃肠病、神经系统疾病、代谢性疾病等。牛奶蛋白过敏宝宝也可仅表现为呕吐。

牛奶蛋白过敏是指摄入牛奶后反复出现相关过敏临床症状与体征，是由免疫反应介导，可以累及多个系统，在皮肤方面可以出现湿疹、荨麻疹、血管性水肿、接触性皮疹、特应性皮炎等；消化道方面可以出现口腔黏膜综合征、呕吐、腹痛、腹胀、腹泻、便血、便秘、肠绞痛、拒食、厌食等；呼吸系统方面可以出现鼻黏膜炎、哮喘、喉头水肿等。但是牛奶蛋白过敏没有特异性的症状和体征,需要多询问饮食和症状的关系,故临床上呕吐的宝宝,应详细询问病史,发现呕吐与进食牛奶及奶制品可疑相关时,应考虑到牛奶蛋白过敏的可能,同时需根据病情完善血常规、C 反应蛋白、生化、腹部彩超、腹部立位片、消化道造影、胃镜、24 小时食管 pH+ 阻抗监测、头颅影像学、脑电图、血尿代谢病筛查等检查排除其他原因引起的呕吐。

(李小芹)

48. 湿疹是否都由牛奶蛋白过敏引起

湿疹的诱因有很多,牛奶蛋白过敏只是其中之一。

湿疹 / 特应性皮炎是一种与遗传过敏体质有关的慢性、复发性、炎症性皮肤病,临床以湿疹样皮损及剧烈瘙痒为特征。湿疹 / 特应性皮炎的病因复杂,与遗传、环境和免疫异常密切相关。目前已知的最相关遗传风险因素是过敏性疾病家族史,父母一方患有过敏疾病,儿童患湿疹 / 特应性皮炎的风险将增加 1.5 倍;而父母一方或双方患有湿疹 / 特应性皮炎,则风险分别增加约 3 倍和 5 倍。全基因组或靶向高通量研究确定了 34 个特定基因组区域,这些区域可能含有一种或多种与湿疹／易感性相关的遗传变异。

环境因素中,病原体定植或感染是一个重要的诱因。如金黄色葡萄球菌导致包括皮肤屏障破坏和直接促炎作用激活2型免疫应答。此外,马拉色菌等皮肤酵母菌可引发或加剧湿疹炎症。环境过敏原如屋尘螨、花粉或动物上皮可导致IgE介导的湿疹发作。食物过敏(尤其是婴幼儿时期)与湿疹／特应性皮炎之间的关系已得到充分证实,诱发湿疹的常见食物过敏原包括鸡蛋、牛奶、花生、海鲜等。因此,湿疹／特应性皮炎的发生涉及多种因素,并不都是由牛奶蛋白过敏引起。

美国过敏、哮喘和免疫学会(AAAAI)、美国皮肤病学会(AAD)、日本皮肤病学会(JDA)、欧洲皮肤病学论坛(EDF)、中华医学会皮肤性病学分会(CSD)指南均指出:湿疹／特应性皮炎的病因复杂,涉及遗传、屏障功能异常、环境因素、免疫异常、皮肤菌群紊乱等多种因素。

(杨 欢 王 华)

49. 牛奶蛋白过敏相关的湿疹与特应性皮炎的区别是什么

牛奶蛋白过敏引起的湿疹与特应性皮炎在临床表现及皮疹形态上无法区分,但两者在病因和转归上有区别。首先,牛奶蛋白过敏相关的湿疹与牛奶蛋白的摄入有明确的因果关系,通常在进食牛奶6~48小时后发生,表现为湿疹的急性发作或原有湿疹损害的进一步加重;其次,牛奶蛋白过敏相关的湿疹在回避牛奶蛋白后症状可随之缓解。而特应性皮炎是一种病因复杂的系统性炎症性疾病,临床表现不仅包括湿疹,还存在明显的皮肤屏障功能缺陷和免疫应答异常,合并过敏性鼻炎、哮喘等其他特应性疾病。

牛奶蛋白过敏是婴儿最常见的食物过敏之一,其发病机制可由IgE介导和/或非IgE介导。非IgE介导的牛奶蛋白过敏表现以消化道症状和功能性胃肠病,以及皮肤湿疹为主。牛奶蛋白过敏引起的湿疹通常在进食牛奶后6~48小时至数天后出现,表现为突然发作的皮肤红斑、丘疹、水疱伴有糜烂和渗出等,常有明显瘙痒;也可表现为原有的湿疹进一步加重。由牛奶蛋白过敏引起的湿疹,经过牛奶蛋白回避和适当的外用药物治疗皮疹可逐渐消退。如不再接触牛奶蛋白,同时无其他诱发因素的存在,皮疹可以不再反复。牛奶摄入和湿疹发作之间存在明确的因果关系。

· 特应性皮炎病因复杂,发病机制涉及多种因素,包括皮肤屏障异常、固有免疫应答缺陷、Th2优势免疫应答和皮肤常驻微生物菌群改变等,呈慢性经过,临床表现多种多样。尽管特应性皮炎被认为是发生食物过敏的危险因素,尤其是中重度患者食物过敏的发生率明显高于正常,但两者之间是共病关系还是因果关系仍存在较大争议。因此,仅靠牛奶蛋白回避可能无助于特应性皮炎的症状缓解。

国内外共识或指南:如世界变态反应组织(WAO)、欧洲胃肠肝病营养学会（ESPHGAN）、中华医学会等指南中都指出：牛奶蛋白过敏引起的迟发反应可表现为湿疹，需要经开放性口服食物激发试验确诊牛奶蛋白过敏后，进行合理的饮食管理。

（陈光华　王华）

50. 婴幼儿荨麻疹除了考虑牛奶蛋白过敏，还需要考虑哪些因素

　　婴幼儿荨麻疹以急性荨麻疹为主，慢性荨麻疹相对少见，其常见的原因为：①感染：病毒感染，尤其是呼吸道病毒感染是婴幼儿急性荨麻疹最常见的原因；②食源性组胺过多：宝宝同一餐或同一天内进食大量富含组胺的食物；③食物／药物过敏：蛋白类食物（鸡蛋、牛奶、鱼、虾等），抗生素、非甾体抗炎药、血清和疫苗制剂等均可引起荨麻疹；④节肢类昆虫叮咬：为急性荨麻疹的常见诱发因素；⑤自身免疫：30%~40%慢性荨麻疹宝宝血清中存在针对 FceRIa 和 IgE 的功能性自身抗体。

　　荨麻疹是一组异质性疾病，临床表现以短暂的瘙痒性风团，伴或不伴有血管性水肿为特征。根据风团反复发作的时

间,超过6周者称为慢性荨麻疹,6周以内为急性荨麻疹。婴幼儿荨麻疹>70%为急性荨麻疹,青春期后,慢性荨麻疹的发病率逐渐增加。荨麻疹的发病机制是由IgE介导的一种速发超敏反应,其病因复杂,常见的有感染因素(病毒、细菌、寄生虫等)、食源性组胺过多、药物/食物过敏、昆虫蜇伤或者叮咬、物理刺激(如冷、热刺激)、自身免疫等。

80%以上的儿童急性荨麻疹与感染有关,一项纳入57例就诊于急诊科的儿童急性荨麻疹研究,发现其首要可识别的触发因素为病毒性疾病和细菌感染(如上呼吸道感染、泌尿道感染)。食物过敏是指机体对某种食物的异常免疫反应,从而导致暴露于该食物后出现相关症状,其中荨麻疹是比较常见的速发反应症状,通常在进食后30分钟内发生。因此,只有当进食牛奶与荨麻疹发生之间有直接的因果关系,才能确定牛奶为荨麻疹的病因。

国内外指南:如中国荨麻疹诊疗指南,欧洲变态反应与临床免疫学学会(EAACI)荨麻疹诊疗指南指出:多数急性荨麻疹可以明确病因,其中感染是儿童急性荨麻疹的主要因素。食物过敏可引起多种临床症状,荨麻疹是其比较常见的皮肤表现。当婴幼儿出现荨麻疹时,需要首先考虑有无感染的因素,结合近期有无新引入的食物以及食物的种类等综合判断来寻找荨麻疹的诱发因素。

(陈光华　王　华)

六、治 疗

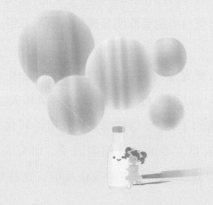

51.

母乳喂养宝宝,诊断牛奶蛋白过敏,需要停母乳吗

母乳喂养是婴儿的首选喂养方式。世界卫生组织建议在婴儿6月龄前进行母乳喂养。母乳喂养的牛奶蛋白过敏宝宝,母亲的饮食中回避牛奶蛋白及奶制品的摄入,不需要停止母乳喂养。

相关临床研究显示母乳喂养可以调节免疫功能,帮助牛奶蛋白过敏宝宝更早获得免疫耐受:

(1)白俄罗斯研究纳入17 046对母婴,包括体重至少2 500g的足月单胞胎婴儿及母乳喂养的健康母亲,对其中16 491对母婴(96.7%)完成了12个月的随访。该研究发现接受纯母乳喂养的婴儿特应性皮炎的风险显著降低。

(2)一项研究比较了接受不同喂养方式牛奶蛋白过敏宝宝12月龄时生长发育情况和食物耐受情况,发现母乳喂养组的婴儿对牛奶蛋白的耐受性明显高于大豆配方组或深度水解蛋白配方组。

(3)此外,研究发现母乳含有一系列细胞因子和趋化因子,其中许多与口服免疫耐受的建立密切相关。可诱导免疫耐受的细胞因子,即参与抑制炎症反应的转化生长因子β和白介素-10,是主要的母乳细胞因子。研究表明,转化生长因子β可以减弱婴儿肠道的炎症反应。这些母乳喂养的

儿童,通过母乳中转化生长因子 β 保护其免受过敏原致敏的影响。

因此,世界变态反应组织(WAO)、中华医学会儿科学分会消化学组、欧洲儿童胃肠肝病营养学组(ESPHGAN)等指南均建议:过敏宝宝的首选喂养方式为继续母乳喂养。母亲继续母乳喂养的同时,从母亲的饮食中回避所有含有牛奶蛋白的食物,这可使婴儿牛奶蛋白过敏的症状在 2~3 周内迅速消失。当症状得到控制后,可将牛奶蛋白及奶制品逐步重新引入母亲的饮食中,并维持在婴儿可以耐受的水平。

(朱 莉)

52. 母乳喂养宝宝,诊断牛奶蛋白过敏,需要添加什么配方粉吗

一般情况下,母乳喂养宝宝出现牛奶蛋白过敏并不需要添加配方粉。在出现以下情况可考虑暂停母乳,添加特殊医学配方粉喂养:①尽管母亲饮食回避,宝宝的过敏症状仍持续存在且严重;②出现生长迟缓和其他营养素缺乏;③母亲饮食回避导致自身严重体重减少和影响母亲健康;④母

亲对于过敏宝宝可能在继续母乳喂养时出现过敏症状而焦虑。

氨基酸配方粉完全不含食物蛋白，由单体氨基酸组成，是无变应原性的营养来源。其在牛奶蛋白过敏的营养替代方面被认为是 100% 有效的。深度水解配方粉，因其存在残留致敏性，仍有 10% 的儿童对深度水解配方发生过敏反应。因此，如果母乳喂养宝宝需要转换配方粉时，建议首选氨基酸配方粉。

大量研究表明在确诊或疑似牛奶蛋白过敏的婴儿中，氨基酸配方粉的使用被证实是安全有效的。

（1）一项比较氨基酸配方粉与深度水解配方粉的随机对照试验结果表明，两者均可有效缓解确诊或疑似牛奶蛋白过敏病例的症状。但氨基酸配方粉喂养对特定临床类型（如非 IgE 介导的食物蛋白诱导的小肠结肠炎综合征或食物蛋白诱导的结肠直肠炎伴生长迟缓、严重特应性湿疹或在纯母乳喂养期间出现症状）的婴儿更为有益。在这种情况下，氨基酸配方粉的使用可缓解深度水解配方粉喂养未能改善的症状，使得这部分宝宝的生长发育实现明显的追赶。

（2）在一项前瞻性、随机、双盲的对照研究中，诊断为牛奶蛋白过敏的足月儿分别接受了氨基酸配方粉（$n = 56$）或氨基酸配方粉加益生菌和益生元复合制剂（$n = 54$）喂养 16 周。结果显示牛奶蛋白过敏宝宝对两种方案具有良好的耐受性，并且获得了过敏症状的缓解和同样的体重、身高和头围增长，不良事件发生率在两组中也没有差异。该研究表明，作为适应年龄饮食的一部分,有或没有益生菌和益生元复合制剂的氨基酸配方粉都可促进牛奶蛋白过敏宝宝获得耐受、正常生长,并保证了足够的矿物质摄入。

因此,母乳喂养宝宝,诊断牛奶蛋白过敏,在特定的情况下,可添加特殊低敏配方粉。

(朱 莉)

53. 人工喂养宝宝考虑牛奶蛋白过敏首选什么样的配方粉

虽然深度水解配方粉能缓解大部分婴幼儿牛奶蛋白过敏症状,但仍有约 10% 的宝宝对深度水解配方粉过敏。氨基酸配方粉是由单体氨基酸代替蛋白质,无变应原性,在治疗牛奶蛋白过敏方面被认为是 100% 有效的。所以,在明确诊断之前,人工喂养宝宝考虑牛奶蛋白过敏建议首选氨基酸配方粉喂养。明确诊断后,再根据病情轻重选择深度水解蛋白配方粉或者氨基酸配方粉喂养。

氨基酸配方粉完全不含食物蛋白,是无变应原性的营养来源。同时,添加了容易消化吸收的中链脂肪(MCT)作为脂肪的部分来源,不含乳糖,100% 无致敏原,适用于对牛奶等多种食物蛋白过敏的婴儿。

相关临床研究显示氨基酸配方粉可显著改善牛奶蛋白过敏宝宝临床症状,促进过敏宝宝生长发育:

(1)一项多中心随机对照试验纳入了 73 例患有特应性皮炎和牛奶蛋白过敏的婴儿,分别采用氨基酸配方粉及深度水解蛋白配方粉喂养,两者都显著改善了过敏宝宝的临床表现,但仍有约 10% 的宝宝对深度水解蛋白配方粉过敏。而与深度水解蛋白配方粉相比,氨基酸配方粉对生长发育的改善更明显。

(2)另一项多中心随机对照试验以 77 例疑似牛奶蛋白过敏的婴儿为研究对象,分别使用氨基酸配方粉和深度水解蛋白配方粉喂养 6 个月,结果显示两组间生长发育指标评分、过敏症状缓解无显著差异,而 SCORAD 评分在氨基酸配方粉组中降低更明显。

(3)在一项旨在证明双盲安慰剂对照激发试验期间氨基酸配方粉具有低敏性的前瞻性试验中,招募了 29 例儿童(平均年龄 16.9 ± 5.7 个月,年龄范围为 1~36 个月)作为研究对象,结果显示使用氨基酸配方粉的过敏宝宝皮肤点刺试验和双盲安慰剂对照激发试验均为阴性,支持氨基酸配方粉的无过敏性。

因此,人工喂养宝宝考虑牛奶蛋白过敏建议首选氨基酸配方粉喂养。明确诊断后,再根据病情轻重选择深度水解蛋白配方粉或者氨基酸配方粉喂养。

(朱　莉)

54. 新生宝宝牛奶蛋白过敏如何喂养

　　母乳喂养发生牛奶蛋白过敏的新生宝宝可继续母乳喂养，但母亲需回避牛奶及奶制品至少 2~4 周。若母亲饮食回避无效，可考虑选择氨基酸配方粉替代喂养。人工喂养新生宝宝明确牛奶蛋白过敏，可考虑直接选择氨基酸配方粉或深度水解蛋白配方粉替代喂养。

　　相关临床研究证明了回避牛奶蛋白在牛奶蛋白过敏中的有效性：

　　（1）一项为确定在出生时避免添加牛奶蛋白是否能降低牛奶和食物过敏风险的研究，将 312 例新生儿分为两组，A 组母乳喂养，当母乳量不足时，添加氨基酸配方粉，如果连续 3 天添加量超过每天 150ml，则在第 4 天后将氨基酸配方改为普通奶粉；B 组母乳喂养为主，但在生后第一天添加至少 5ml 普通奶粉，1 个月后添加量达每天至少 40ml。结果显示 2 岁时 A 组食物过敏的患病率明显低于 B 组。表明出生后前 3 天避免添加牛奶蛋白可以减少牛奶和食物过敏的发生。

　　（2）一例个案报道了描述类似于坏死性小肠结肠炎表现的食物蛋白诱导小肠结肠炎综合征。该报道指出以坏死性小肠结肠炎症状为表现的食物蛋白诱导小肠结肠炎综合征病例可通过给予低敏配方粉喂养而治愈，从而减少一些不必要的药物治疗。

　　因此,WAO 比较了不同国家、组织对于牛奶蛋白过敏饮食治疗的指南,共同之处均鼓励继续母乳喂养同时回避高风险食物,如需饮食替代则首选用氨基酸配方粉。我国婴儿牛奶蛋白过敏指南指出饮食回避和低敏配方粉替代是治疗食物过敏的有效方式,但应注意兼顾热量及营养素的均衡供给。

（朱　莉）

55. 牛奶蛋白过敏宝宝,可用羊奶配方粉喂养吗

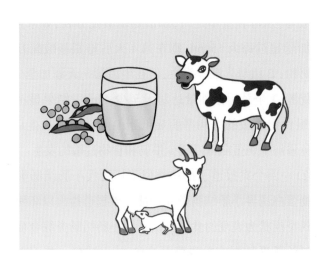

羊奶的营养成分与牛奶差异不大,也容易被消化吸收。自20世纪90年代以来,羊奶配方粉越来越多地被用作母乳替代品,但羊奶配方粉不能用于牛奶蛋白过敏宝宝的替代品。

从物种种系发生学讲,有相近关系的哺乳动物,如奶牛、水牛、绵羊和山羊等,它们的奶蛋白有明显的氨基酸序列同源性,也就是说对牛奶蛋白过敏的患儿,对水牛奶、绵羊奶和山羊奶的蛋白会因为这种遗传相似性而引起交叉过敏反应。

相关临床研究显示牛奶蛋白与羊奶蛋白交叉过敏发生情况:

(1)意大利专家对26例确诊牛奶蛋白过敏的宝宝,进行了应用羊奶是否发生过敏的研究。结果发现,26例牛奶蛋白过敏宝宝中,有92%出现对羊奶蛋白过敏的表现。

(2)另有研究采用皮肤点刺试验、特异性 IgE 检测和食物回避 / 激发试验来评估羊奶蛋白对牛奶蛋白过敏宝宝的影响。结果发现,对牛奶蛋白已经耐受的58例牛奶蛋白过敏宝宝中,有25.9%对绵羊奶蛋白和 / 或山羊奶蛋白过敏,并发生中度或重度过敏反应;对山羊奶及绵羊奶蛋白过敏的宝宝中,牛奶酪蛋白、山羊奶蛋白、绵羊奶蛋白的特异性 IgE 水平都升高;而对山羊奶和绵羊奶蛋白不过敏的宝宝中,上述三种蛋白特异性 IgE 水平均低于过敏的宝宝。

(3)在一项旨在评估牛奶蛋白过敏宝宝对牛奶蛋白过敏原成分以及牛奶蛋白和羊奶蛋白交叉反应敏感性的研究中,包括66例 IgE 介导的牛奶蛋白过敏宝宝,平均年龄38个月,其中50例口服食物激发试验阳性,16例阴性。比较两组牛奶蛋白特异性 IgE、α- 乳清蛋白 - 特异性 IgE、β- 乳球蛋白 -

特异性 IgE、酪蛋白特异性 IgE、羊奶蛋白特异性 IgE、牛奶蛋白和羊奶蛋白皮肤点刺试验、外周血嗜酸性粒细胞计数。结果显示：两组在发病年龄和诊断、性别、中位消除期、总 IgE 水平、牛奶蛋白特异性 IgE 和嗜酸性粒细胞增多方面相似。但皮肤点刺试验中牛奶蛋白和羊奶蛋白的平均风团直径、羊奶蛋白特异性 IgE 在阳性组中显著高于阴性组。

因此，国内外共识或指南：如世界变态反应组织（WAO）、澳大利亚临床免疫和变态反应学会（ASCIA）、欧洲胃肠肝病营养学会（ESPHGAN）等组织的指南中都指出：婴儿首选建议母乳喂养，但如果无法进行母乳喂养，对牛奶蛋白过敏婴儿建议摄食氨基酸配方粉或深度水解蛋白配方粉（而不是传统的牛奶蛋白配方粉），而其他动物配方奶粉（例如，羊奶配方粉）不建议作为牛奶蛋白过敏宝宝的营养替代，同样，豆奶配方粉也不适合 6 个月以下婴儿喂养。

（李在玲）

56. 牛奶蛋白过敏宝宝，为什么回避牛奶要至少 6 个月

在确诊牛奶蛋白过敏后，建议使用低敏配方粉维持治疗至少 6 个月。

在人体初次接触引发过敏反应的食物时，针对过敏原，免疫系统会产生特异性抗体，当再次接触这些食物时，过敏原会结合特异性抗体，引起机体释放组胺等炎性介质，从而引起过敏症状。这些特异性抗体通常会持续很长一段时间，因此在一定时间内再次摄入过敏食物即会导致相关过敏症状的再次发生。

相关研究已经证实了特异性抗体在机体的持续存在时间，以及和牛奶蛋白过敏症状持续时间的关系。

（1）有研究在小鼠中进行了氘代水标实验，获得了不同白细胞群体寿命估计值，进而预测了人类相应白细胞群体寿命。根据多指数模型，预测人类 CD4 记忆 T 细胞的中位寿命为 164 天（范围：71~500 天），CD8 记忆 T 细胞的中位寿命为 157 天（范围：113~231 天）。因此，CD4 分化的 T 细胞持续时间平均可达 6 个月之久。即使过敏症状消退，由于部分 Th1 记忆细胞存在，仍需严格回避过敏原，避免过敏反复发作。

（2）在一项动物研究模型中，通过比较血清 IgE、FcεRI 表达水平和诱导全身性过敏反应能力，分析了体内 IgE 介导的肥大细胞和嗜碱性粒细胞的致敏维持时间。在对 IgE 缺乏敏感性的小鼠模型中被致敏化持续达 56 天。对 IgE 敏感的正常小鼠中也观察到特异性抗原长期存在。具有不同特异性的 IgE 不会相互干扰各自介导的肥大细胞和嗜碱性粒细胞记忆的维持。这些结果表明，IgE 介导的 FcεRI 表达的稳定和上调使肥大细胞和嗜碱性粒细胞不仅能够获得抗原特异性，而且能够长时间维持体内记忆。

（3）一项研究纳入了 88 例对鸡蛋过敏和 49 例对牛奶过

敏的患者,进行交叉双盲、安慰剂对照的食物激发。从食物激发时获得的储存血清样本中测定牛奶和鸡蛋的特异性 IgE 水平,并评估两组之间在特定时间段内耐受程度与特异性 IgE 水平之间的关系。该研究预测在 12 个月内特异性 IgE 水平下降 50% 时,产生耐受的概率为 0.31,下降 70% 时为 0.45,下降 90% 时为 0.66,下降 99% 时为 0.94。这项研究表明,随着时间的推移,食物特异性 IgE 抗体浓度的降低程度与产生耐受性的可能性之间存在关系。

因此,世界过敏组织、欧洲儿童胃肠肝病营养学组(ESPHGAN)等组织的指南建议:牛奶蛋白过敏宝宝需饮食回避 6 个月。2022 年最新发布的《中国婴儿轻中度非 IgE 介导的牛奶蛋白过敏诊断和营养干预指南》同样提出:出于胃肠黏膜修复以及耐受形成时间的需要,推荐全程牛奶蛋白过敏的膳食回避时间原则上不能少于 6 个月。

(朱　莉)

57. 低敏配方粉有营养吗

低敏配方粉包括深度水解蛋白配方粉、氨基酸配方粉。当牛奶蛋白过敏宝宝需要低敏配方粉替代时,替代品的营养成分有三个先决条件:有效性、营养充足性和效益优势。低敏配方粉营养充足性在大量的临床试验验证下已得到充分的肯定。

氨基酸配方粉的蛋白质被完全水解成氨基酸,而深度水解蛋白配方粉则是通过特殊工艺将大分子的蛋白质水解成小分子的短肽及氨基酸。这两种配方粉提供的热卡营养与普通奶粉是一样的。

相关临床研究证实了低敏配方粉能够满足牛奶蛋白过敏宝宝的营养需求。

(1)一项为期12个月的多中心随机对照试验,将牛奶蛋白过敏宝宝随机分为2组,接受氨基酸配方粉(第1组)和深度水解蛋白配方粉(第2组)治疗,并与健康儿童的对照组(第3组)进行比较,结果表明在随访12个月后,3组宝宝之间的生长发育评分值相似,无显著差异。第1组和第2组儿童的蛋白质代谢没有显著变化。该研究证明低敏配方粉的长期治疗是安全的,并能提供给牛奶蛋白过敏宝宝充分的营养成分。

(2)一项多中心随机对照试验对65例年龄在5~12个月,怀疑牛奶蛋白过敏的婴儿采用深度水解蛋白配方粉与氨基酸配方粉喂养,并与健康儿童对比12月龄时的生长发育情况(体重、身长/身高和头围的评分),该研究结果显示采用低敏配方粉宝宝的生长发育情况与健康儿童比较无显著差异。

(3)有研究表明氨基酸配方粉喂养的宝宝血浆中氨基酸构成和含量与母乳相近,某些氨基酸含量甚至高于母乳成分,该研究提示氨基酸配方粉为生长发育提供了与母乳相当的氨基酸,满足了婴儿生长需求。

(4)2020年,Strózyk等通过荟萃15项欧洲临床试验,对深度水解蛋白配方粉在牛奶蛋白过敏治疗中的应用进行了系统评价,并得出结论,所有评估的深度水解蛋白配方粉对大多数牛奶蛋白过敏儿童的耐受性都很好,而不必担心生长或其他不良反应。

因此,世界变态反应组织、中华医学会儿科学分会消化学组、欧洲胃肠肝病营养学组等组织的指南都提出:对牛奶蛋白过敏宝宝可采用低过敏性婴儿配方粉喂养。使用低敏配方粉喂养牛奶蛋白过敏宝宝可改善其胃肠道过敏症状,促进免疫耐受,并能提供足够的营养素,满足牛奶蛋白过敏宝宝的营养需求。

（朱　莉）

58. 牛奶蛋白过敏宝宝,可以用深度水解蛋白配方粉和氨基酸配方粉混合喂养吗

牛奶蛋白过敏宝宝,不建议使用深度水解蛋白配方粉和氨基酸配方粉混合喂养。由于约10%宝宝对深度水解蛋白配方粉仍存在残留致敏性,混合喂养会影响对牛奶蛋白过敏

治疗效果的判断。建议使用氨基酸配方粉治疗后可序贯给予深度水解配方粉喂养。

氨基酸配方粉完全不含食物蛋白，由单体氨基酸组成，是无变应原性的营养来源。其在治疗牛奶蛋白过敏方面被认为是100%有效的。而深度水解蛋白配方粉含有肽段，存在残留致敏性，在特定病例中，深度水解蛋白配方粉喂养出现了过敏反应。

相关研究发现深度水解蛋白配方奶粉在治疗牛奶蛋白过敏宝宝时仍有过敏反应发生。

（1）一项研究选取20例对牛奶过敏的儿童（平均年龄1.6岁），采用皮肤点刺试验、血清特异性IgE、蛋白质含量和放射过敏原吸附试验，分析对各种低敏配方粉的反应。研究发现一些儿童对深度水解蛋白配方粉皮肤点刺试验呈阳性，但没有一个宝宝对氨基酸配方粉的皮肤点刺试验呈阳性。

（2）一项探讨牛奶蛋白过敏宝宝对深度水解酪蛋白和乳清蛋白过敏性的研究中，选取了67例住院经口服食物激发确诊为牛奶蛋白过敏且合并湿疹/特应性皮炎的宝宝（年龄1~28个月）作为研究对象。所有患者均采用深度水解蛋白配方治疗，其中48例采用酪蛋白水解物，19例采用乳清蛋白水解物。结果显示在大多数研究儿童中仍存在严重的湿疹/特应性皮炎，总IgE较前升高。同时，有22例儿童（32.8%）对深度水解蛋白配方粉过敏，其中17例对酪蛋白水解物过敏，4例对乳清水解物过敏。该研究发现患有中、重度湿疹/特应性皮炎的儿童使用深度水解配方粉后可出现过敏反应。

　　因此,牛奶蛋白过敏宝宝,不建议使用深度水解蛋白配方粉和氨基酸配方粉混合喂养。建议使用氨基酸配方粉治疗后序贯给予深度水解配方粉喂养。

（朱　莉）

59. 氨基酸配方粉喂养时,为什么大便颜色是墨绿色的

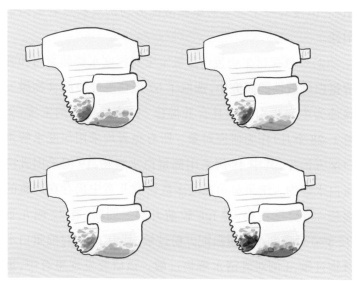

不同颜色大便

过敏宝宝使用氨基酸配方粉喂养后大便可呈墨绿色。由于氨基酸配方粉是由单体氨基酸组成,可由小肠直接吸收,相当于在体外"消化"过程,在婴儿肠道内停留时间比普通配方奶粉短,肠道吸收快。

胆汁是一种消化液,在消化过程中有乳化脂肪的作用,其由肝细胞分泌,并在十二指肠与食物混合,胆汁呈墨绿色。到结肠时胆绿素被肠道菌群还原成胆红素,大便变成黄色。肠道蠕动快或者食物在肠道中停留时间过短,胆绿素来不及被还原成胆红素就从大便中排出,使大便呈现墨绿色。

相关研究表明氨基酸配方粉的肠道吸收快,在婴儿体内停留时间比普通配方奶粉短。

(1)在一项动物研究模型中,喂食成年雄性大鼠(18 个月大)天然乳清或酪蛋白、水解乳清或酪蛋白、水解混合物(60% 乳清蛋白∶40% 酪蛋白)或水解大豆 14 天,然后用洛哌丁胺、普芦卡必利或二甲基亚砜对照处理 7 天,X 射线成像跟踪食物转运情况。研究结果证明与水解大豆相比,乳清蛋白减缓了小肠的运输速度。与酪蛋白相比,混合水解物从胃到结肠的运输速度加快,这表明水解牛奶蛋白肠道吸收快,在体内停留时间比普通配方粉短,其可能对那些肠道运输缓慢者有益。

(2)一项随机对照试验,选取 115 例足月健康婴儿接受氨基酸配方粉与合生元或单纯氨基酸配方粉喂养 16 周。该研究表明氨基酸配方粉在肠道中停留时间过短,这可能导致胆绿素不能全部被肠道菌群还原成胆红素,而使大便呈现墨绿色。

综上所述,氨基酸配方粉具有较快的肠道吸收率,并能促进胃肠道蠕动增快,导致胆汁中胆绿素不能被肠道菌群及时还原成胆红素,使宝宝大便呈现墨绿色。

(朱　莉)

60.

氨基酸配方粉转深度水解蛋白配方粉,具体转奶的方法是怎样的

非IgE介导牛奶蛋白过敏宝宝氨基酸配方粉转奶方法

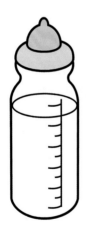

天数	每顿总奶量 （ml）	氨基酸配方粉 （第1瓶）	加深度水解蛋白 配方粉（第1瓶）
第1天	210	180	30
第2天	210	150	60
第3天	210	120	90
第4天	210	90	120
第5天	210	60	150
第6天	210	30	180
第7天	210	0	210

氨基酸配方粉喂养 6 个月或至 9~12 月龄后,或者是

用氨基酸配方粉做诊断性回避 2~6 周后,如果症状缓解,是否能转奶及转奶的时机需要由医生评估后决定,转奶过程需要循序渐进,逐量添加,不可操之过急。如果明确是非 IgE 介导的牛奶蛋白过敏,氨基酸配方粉的转奶方法如下表所示。

非 IgE 介导牛奶蛋白过敏宝宝氨基酸配方粉转奶方法

天数	奶瓶液体体积(ml)	氨基酸配方粉(第 1 瓶)	转深度水解蛋白配方粉(第 1 瓶)
第 1 天	210	180	30
第 2 天	210	150	60
第 3 天	210	120	90
第 4 天	210	90	120
第 5 天	210	60	150
第 6 天	210	30	180
第 7 天	210	0	210

说明:每天以第 1 瓶(顿)奶做转换,即将氨基酸配方粉逐渐转为深度水解蛋白配方粉。如婴儿第 1 瓶的奶量为 200ml 或以上,经 7 天转换过程以确定婴儿是否已经耐受深度水解配方粉,如能耐受则可将一天的氨基酸配方粉全部转换为深度水解蛋白配方粉;如婴儿第 1 瓶的奶量未达到 200ml,则需在第 1 瓶奶转换后,继续转换第 2 瓶奶,直到达到奶量为 200ml 或以上才可以将一天的氨基酸配方粉全部转换为深度水解蛋白配方粉。

宝爸宝妈往往不知道宝宝的过敏是 IgE 还是非 IgE 介导的,可以通过开始较慢速度的换奶进行,即:先转一天中的一顿,比如:全天 6 顿氨基酸配方,先转早上的一顿。其他 5 顿不变。以 1 顿 120ml 为例,这一顿先加 30ml 深度水解蛋白配方,剩余 90ml 氨基酸配方,连续看 3~5 天,如果没有出现大范围皮疹、便血或其他症状,大便常规加潜血为阴性,再加 30ml 深度水解蛋白配方,即 60ml 深度水解蛋白配方,60ml 氨基酸配方。以此类推,直至整顿都换成深度水解蛋白配方粉。此后,隔 3~5 天可以将全天的第二顿氨基酸配方整顿换为深度水解蛋白配方,以此类推,至 6 顿氨基酸配方粉全部换为深度水解蛋白配方。

由于有约 10% 牛奶蛋白过敏宝宝不能耐受深度水解蛋白配方粉,所以氨基酸配方粉是否能转为深度水解蛋白配方粉以及转奶的时机,需要由医生评估后决定。主要是评估转奶的风险,以避免转奶过程中可能发生的严重过敏反应。非 IgE 介导的牛奶蛋白过敏具体可参照《中国婴儿轻中度非 IgE 介导的牛奶蛋白过敏诊断和营养干预指南》。

（耿岚岚）

61. 氨基酸配方粉喂养会不会延迟转奶

按照国内外指南或共识的建议,规范地使用氨基酸配方粉喂养,不会延迟转奶。

氨基酸配方粉 100% 无致敏性,是重度牛奶蛋白过敏宝宝的一线治疗方法,使用氨基酸配方粉可以快速缓解牛奶蛋白过敏宝宝的过敏症状,对有胃肠道症状的宝宝可以促进胃肠道黏膜屏障的恢复,帮助宝宝维持正常的生长发育。大部分指南或共识指出,氨基酸配方粉不含短肽,在机体免疫耐受方面没有协同作用。所以,重度牛奶蛋白过敏宝宝,使用氨基酸配方粉喂养 6 个月或至 9~12 月龄后,如果症状缓解,建议在医生的指导下引入深度水解蛋白配方粉。

(1)在一项前瞻性的观察性研究中,30 例牛奶蛋白过敏婴儿(1~12 个月)在使用深度水解蛋白配方粉时仍有体重减轻和持续性过敏表现,予 12 周的氨基酸配方粉。结果显示:在为期 12 周氨基酸配方粉的研究期间,特应性皮炎和呕吐的发生率和严重程度显著降低。此外,所有 8 例在第一次复诊时出现大便稀烂的婴儿在接受 12 周氨基酸配方粉治疗后均已康复。体重和过敏的症状有明显改善。

(2)在另一项研究中,数据表明氨基酸配方粉可改善特应性皮炎婴儿的肠道屏障功能,减少了胃肠道并发症。

氨基酸配方粉喂养是重度牛奶蛋白过敏宝宝的一线治疗方法,使用氨基酸配方粉可以快速减轻牛奶蛋白过敏宝宝的过敏症状,对有胃肠道症状的宝宝可以促进胃肠道黏膜屏障的恢复,帮助宝宝维持正常的生长发育,在医生指导下规范地使用,不会延迟转奶。

(耿岚岚　赵俊红)

62. 深度水解蛋白配方粉喂养宝宝如何转奶

非IgE介导牛奶蛋白过敏宝宝深度水解蛋白配方粉转奶方法

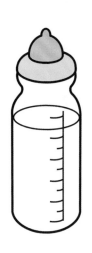

天数	每顿总奶量（ml）	深度水解配方粉（第1瓶）	转适度水解蛋白配方粉或整蛋白配方粉（第1瓶）
第1天	210	180	30
第2天	210	150	60
第3天	210	120	90
第4天	210	90	120
第5天	210	60	150
第6天	210	30	180
第7天	210	0	210

　　宝宝深度水解配方粉喂养 6 个月或至婴儿 9~12 月龄，如果症状缓解，是否能转为适度水解蛋白配方粉或整蛋白配方粉及转奶的时机需要由医生评估后决定，转奶过程需要循序渐进，逐量添加，不可操之过急。如果明确是非 IgE 介导的牛奶蛋白过敏，深度水解蛋白配方粉的转奶方法如下表所示。

非 IgE 介导牛奶蛋白过敏宝宝深度水解蛋白配方粉转奶方法

天数	奶瓶液体体积(ml)	深度水解配方粉(第 1 瓶)	转适度水解蛋白配方粉或整蛋白配方粉(第 1 瓶)
第 1 天	210	180	30
第 2 天	210	150	60
第 3 天	210	120	90
第 4 天	210	90	120
第 5 天	210	60	150
第 6 天	210	30	180
第 7 天	210	0	210

说明:每天以第 1 瓶(顿)奶做转换,即将深度水解配方粉逐渐转换为适度水解蛋白配方粉或整蛋白配方粉。如婴儿第 1 瓶的奶量为 200ml 或以上,经 7 天转换过程以确定婴儿是否已经耐受整蛋白配方粉,如能耐受则可将一天的深度水解配方粉全部转换为部分水解蛋白或整蛋白配方粉;如婴儿第 1 瓶的奶量未达到 200ml,则需在第 1 瓶奶转换后,继续转换第 2 瓶奶,直到达到奶量为 200ml 或以上才可以将一天的深度水解配方粉全部转换为部分水解蛋白配方粉或整蛋白配方粉。如果 2 周内没有出现症状,并且每天整蛋白配方粉的奶量超过 200ml,就说明对牛奶不会过敏了。

宝爸宝妈往往不知道宝宝的过敏是 IgE 还是非 IgE 介导的,可以通过开始较慢速度的换奶进行,即:先转一天中的一顿,比如:全天 6 顿深度水解配方粉,先转早上的一顿。其他 5 顿不变。以 1 顿 120ml 为例,这一顿先加 30ml 适度水解蛋白配方粉或整蛋白配方粉,剩余 90ml 深度水解蛋白配方粉,连续观察 3~5 天,如果没有出大范围皮疹、便血或其他不适,大便常规加潜血为阴性,再加 30ml 适度水解蛋白配方粉或者整蛋白配方粉,即 60ml 适度水解蛋白配方粉或整蛋白配方粉,加 60ml 深度水解蛋白配方粉。以此类推,直至整顿都换成适度水解蛋白配方粉或整蛋白配方粉。此后,隔 3~5 天可以将全天的第二顿深度水解蛋白配方粉整顿换为适度水解配方粉或整蛋白配方粉，以此类推，至 6 顿深度水解蛋白配方粉全部换为适度水解蛋白配方粉或者整蛋白配方粉。

由于从深度水解配方粉转为适度水解蛋白粉或者整蛋白配方粉有发生过敏反应的风险。深度水解配方粉喂养 6 个月或至婴儿 9~12 月龄，经医生评估认为可以转奶后，由深度水解配方粉转为整蛋白配方粉，如果担心深度水解配方粉转为整蛋白配方粉后出现过敏症状，也可以先转换为适度水解配方粉作为过渡。如果先转为适度水解配方粉，建议使用 6~12 个月后再考虑转为整蛋白配方粉。非 IgE 介导的牛奶蛋白过敏宝宝转奶的具体方法可参照《中国婴儿轻中度非 IgE 介导的牛奶蛋白过敏诊断和营养干预指南》。

（耿岚岚）

63.
母乳喂养宝宝，出现牛奶蛋白过敏，氨基酸配方粉喂养 2 周后症状改善，还能转回母乳吗

如果的确是因为妈妈摄入牛奶及含牛奶的食品引起宝宝出现了牛奶蛋白过敏，则妈妈回避牛奶及奶制品就可以了，大

多数宝宝能转回母乳。

母乳是婴儿最好的食物,也是预防食物过敏最好的措施之一。由于现实生活中很多理解的误区,导致一些母亲盲目地停了母乳,为了避免这种情况的发生,依据国内外的指南,要注意以下情况:首先,母乳喂养的宝宝,出现牛奶蛋白过敏的概率很低;其次,要确定宝宝的症状是否因母亲摄入牛奶及奶制品引起,如果怀疑宝宝出现了牛奶蛋白过敏,需要关注这种症状的出现是否具有时间相关性及反复性,即母亲反复摄入牛奶或奶制品,婴儿在每次摄入母乳后数小时内出现过敏症状,如果症状的确有反复性,则母亲可以行牛奶回避 - 口服激发试验进一步确定是否宝宝有牛奶蛋白过敏;另外,也要考虑母亲是否同时摄入了其他易引起宝宝过敏的食物比如鸡蛋、虾、鱼、蟹等;最后,也要注意其他因素的干扰,比如宝宝患感染性疾病、胃肠炎等,可以引起免疫功能紊乱从而诱发过敏的症状。

国内外指南也指出,若已确定宝宝对牛奶蛋白过敏,并出现了下列情况可考虑暂停母乳,改为氨基酸配方替代喂养:①尽管母亲膳食回避,婴儿症状仍持续存在且很严重;②婴儿出现营养不良和生长迟缓;③母亲饮食回避导致自身严重体重减少和影响健康;④母亲无法应对心理负担。但需要知道的是,上述情况在临床上很少见。

若已确定宝宝对牛奶蛋白过敏是因为母亲摄入了牛奶及奶制品引起,则母亲回避牛奶及奶制品就可以了,大多数宝宝可以继续母乳喂养,少数需要停母乳的情况请参照上述建议。

(耿岚岚　赵俊红)

64.

宝宝吃氨基酸配方粉 1 个月,湿疹好了也不腹泻了,可以转深度水解配方粉吗

　　轻中度牛奶蛋白过敏宝宝可以尝试转深度水解配方粉。重度牛奶蛋白过敏宝宝建议继续喂养氨基酸配方粉 6 个月或 9~12 月龄再转深度水解蛋白配方粉。

　　氨基酸配方粉和深度水解蛋白配方粉均为低敏配方粉,都可以用于牛奶蛋白过敏的宝宝,但仍有大约 10% 的牛奶蛋白过敏宝宝不能耐受深度水解蛋白配方粉。参照国内外牛奶蛋白过敏共识和指南,牛奶蛋白过敏的宝宝,在回避牛奶 4~6 周后症状改善,建议使用低敏配方粉进行喂养。对于重度牛奶蛋白过敏宝宝,比如诊断时有以下情况之一:因牛奶蛋白过敏引起生长迟缓、有严重的过敏反应、重度湿疹、重度贫血、低蛋白血症、嗜酸细胞性食管炎、牛奶蛋白诱发的肠病等,在回避牛奶蛋白 4~6 周,症状改善后继续使用氨基酸配方粉喂养 6 个月或至 9~12 月龄。如果诊断为轻中度牛奶蛋白过敏,可以使用深度水解蛋白配方粉喂养,但如果宝宝不耐受深度水解蛋白配方粉或者因拒绝深度水解蛋白配方粉有导致营养不良的风险,则可以继续氨基酸配方粉喂养。

　　如果宝宝使用氨基酸配方粉 1 个月,症状有改善,轻中度

牛奶蛋白过敏宝宝可以尝试转深度水解蛋白配方粉,重度牛奶蛋白过敏宝宝则继续氨基酸配方粉喂养 6 个月或至 9~12 月龄。如果宝宝不耐受深度水解蛋白配方粉或者因拒绝深度水解蛋白配方粉有导致营养不良的风险,则可以继续氨基酸配方粉喂养。

(耿岚岚　赵俊红)

65. 宝宝刚开始喝氨基酸配方粉或深度水解配方粉时不太接受,如发生呕吐、拒奶等情况时怎么办

开始使用氨基酸配方粉或深度水解配方粉时,如宝宝发生吐奶可适当将配方粉稀释,1 勺配方粉原来冲 30ml,可稀释 1 勺冲 35~40ml,7 天左右,宝宝适应后马上恢复原来冲调方法。发生拒奶时可适当在配方粉中加入少量医用葡萄糖粉改善味道、选用合适的奶瓶或勺子进行喂养、适当延长喂奶间隔。使用深度水解配方粉的宝宝来说,如果吐奶、拒奶的情况持续存在,可更换氨基酸配方粉。

氨基酸配方奶或深度水解配方奶与普通配方粉、母乳相比,由于成分不同,其口感、渗透压均不相同,所以会导致宝宝

刚开始喝氨基酸配方粉或深度水解蛋白配方粉时,会发生呕吐、拒奶等情况。

(1)文献中显示,母乳的渗透压为276mOsm/L,氨基酸配方粉的渗透压可达400mOsm/L,由于渗透压的差异,有些宝宝在使用氨基酸配方奶后会出现吐奶,可适当将配方奶粉稀释,如按照配料表1勺奶粉冲配30ml水,可适当地1勺奶粉冲35ml水。

(2)有临床研究显示,氨基酸配方粉或深度水解蛋白配方粉与牛奶或普通配方粉相比,其气味、口感均较差,所以可能会造成宝宝拒奶。由于宝宝的味觉受到习惯的影响,Mennella的实验研究表明对于<4~6月龄的宝宝来说,更容易引入氨基酸配方粉或深度水解蛋白配方粉,较大的宝宝则不容易接受水解奶粉。所以在宝宝拒奶时,可适当加入少量的医用葡萄糖粉或专用调味剂以改善味道。此外,世界变态反应组织的DRACMA指南、Vandenplas的研究中也提出,对于6个月以上的婴儿也可选用基于大米的水解配方粉进行营养替代。

(3)宝宝发生拒奶时,可能与宝宝不习惯使用奶瓶有关系,需要锻炼其使用奶瓶,选用合适的奶嘴,或者改变喂养的器具(如勺子、滴管)进行喂养。此外,还可以适当地延长喂奶的间隔以造成饥饿感,或者增加活动量,以帮助宝宝喝奶。当然,在这个过程中,宝妈们的心态也很重要。

(4)如果宝宝在使用深度水解蛋白配方粉时,吐奶、拒奶的情况持续存在,可能需要更换氨基酸配方粉。文献中指出,约10%牛奶蛋白过敏的宝宝仍对深度水解蛋白配方粉中残留的过敏原过敏,所以当这些情况持续存在时,及时寻求医生的帮助,可能需要更换氨基酸配方粉喂养。如果使用了氨基酸配方粉,宝宝的症状仍然无好转,要考虑其他疾病,需要在医生指导下进行检查,进一步确诊。

综上所述,基于国内外指南及研究,如世界变态反应组织等研究中均表明使用氨基酸配方粉或深度水解配方粉进行治疗牛奶蛋白过敏的宝宝。由于水解配方粉的渗透压不一致、口感差,可能会出现拒奶、吐奶等情况,可适当稀释配方粉、改变喂养器具等方法进行喂养。WAO、EAACI等指南中也指出仍有部分宝宝对深度水解配方粉过敏,若吐奶、拒奶等情况持续存在,需更换氨基酸配方粉喂养;如氨基酸配方粉仍无好转,需要考虑其他疾病。

(代妮妮　李在玲)

66. 牛奶蛋白过敏宝宝可以采用大豆配方粉吗

不建议牛奶蛋白过敏宝宝选用大豆蛋白配方粉,因为大豆与牛奶之间存在交叉过敏反应且其营养成分不足。无法获得低敏配方粉或者经济确有困难且无大豆蛋白过敏的>6月龄宝宝可选用大豆蛋白配方粉。

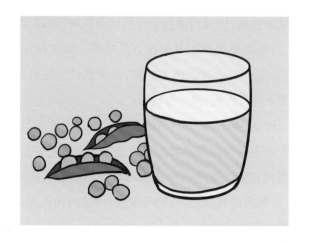

由于天然大豆蛋白的生物利用度低于牛乳蛋白,并且必需氨基酸甲硫氨酸含量也低,导致大豆蛋白的营养成分不足;使用大豆蛋白喂养,仍然存在大豆蛋白过敏、花生过敏的风险以及男婴接触雌激素的风险等问题。相关临床研究显示:

(1)有专家对170例确诊牛奶蛋白过敏的患儿,进行了大豆蛋白配方粉和深度水解蛋白配方粉过敏累积发病率及其他不良反应的研究。结果发现,仍有10%的患儿对大豆蛋白有反应,并且不良反应在<6个月的婴儿(5/20)中比在6~12个月(3/60)的婴儿中更常见。

(2)在一项儿童花生过敏的相关因素的大型研究中发现,在2岁之前摄入大豆蛋白配方粉与后来发生花生过敏之间存在相关性,可能是大豆蛋白与花生存在共同表位导致交叉过敏所致。

(3)植物雌激素具有较弱的雌激素活性,大豆中的主要植物雌激素是异黄酮,它在大豆蛋白质配方中的浓度比人乳高4个数量级(即10 000倍)。动物研究表明,大剂量的植物雌激素会对生殖器官的发育和生育能力产生不利影响。尽管在有限的数据中并没有足够的证据表明植物雌激素对人类有类似的影响。但作为预防措施,《食物化学毒性委员会》在2003年建议,6个月以下的婴儿不应喂食豆奶作为唯一的营养来源,除非母亲希望她的婴儿吃纯素食。

因此,国内外共识或指南,如欧洲儿科胃肠肝病营养学会(ESPHGAN)和美国儿科学会等建议:在健康婴儿中,牛奶蛋白配方粉优于大豆蛋白配方粉,并且大豆蛋白配方粉通常不应该在婴儿出生后的前6个月使用。对于6个月以下的牛奶蛋白过敏婴儿,大豆配方奶粉不应作为替代牛奶的第一选择,应该给予牛奶为基础的深度水解蛋白配方粉或氨基酸配方粉,但特殊情况除外,比如因拒绝服用深度水解蛋白配方粉或氨基酸配方粉使婴儿面临营养风险,或素食家庭无法母乳喂养或喂母乳出现症状的,则可以使用大豆蛋白配方粉。如果6月龄后大豆蛋白质配方被认为是因为成本较低或口感较好,应首先建立对大豆蛋白质的耐受性。

(耿岚岚 赵俊红)

67. 牛奶蛋白过敏宝宝可以用适度水解蛋白配方粉吗

不推荐使用适度水解蛋白配方粉来治疗牛奶蛋白过敏

宝宝。

适度水解配方由于蛋白质只是部分水解,这种配方含有大量具过敏原反应的肽,在牛奶蛋白过敏的宝宝中可能引起过敏反应。

自 1989 年上市以来,关于适度水解蛋白配方粉引起过敏的研究逐渐引起重视:

(1)加州学者报道一名可以耐受深度水解蛋白配方粉的牛奶蛋白过敏的男婴,摄入 15ml 适度水解乳清蛋白配方粉后出现过敏反应。

(2)一项关于牛奶蛋白过敏的婴儿对牛奶乳清蛋白适度水解物(Alfa-Ré,Nestlé)过敏反应的研究中发现,5 例年龄在 3~8 个月的 IgE 介导的牛奶蛋白过敏纯母乳喂养的婴儿,他们在首次喂食少量乳清蛋白部分水解物时产生过敏反应(中位年龄 5 个月)。家族史中有 3/5 的婴儿有特应性反应。所有婴儿在母乳喂养期间均有特应性皮炎,皮肤点刺试验呈阳性。总 IgE 水平范围为 45~2 990U/ml。研究表明,Alfa-Ré 是一种牛奶乳清蛋白胰蛋白酶水解物,可以引发牛奶蛋白过敏宝宝的严重过敏反应,应该谨慎地作为牛奶过敏替代物用于牛奶蛋白过敏的管理。根据国内外关于牛奶蛋白过敏管理的共识或指南:在牛奶蛋白过敏治疗中,由于适度水解蛋白配方粉含有比深度水解蛋白配方粉更大的肽,它们在已经致敏的婴儿中触发过敏症状的可能性较大,因此不推荐在存在严重牛奶蛋白过敏风险的情况下使用。

治疗牛奶蛋白过敏的宝宝需要用低敏配方粉,是指氨基酸配方粉和深度水解蛋白配方粉,适度水解配方粉不是低敏配方,因此,不推荐适度水解配方粉来治疗牛奶蛋白过敏的宝宝。

(耿岚岚　赵俊红)

68. 1 岁以上仍然牛奶蛋白过敏的宝宝,可以用普通奶粉吗

　　1 岁以上非母乳喂养患儿,建议选用针对 1 岁以上牛奶蛋白过敏患儿的专用低敏配方粉,不可以用普通奶粉。

　　牛奶蛋白过敏是一种免疫介导的食物不良反应,由摄入牛奶蛋白引起的皮肤、消化道、呼吸道以及全身的临床表现,如血管性水肿、特应性皮炎、呕吐或腹泻,严重者出现生长迟缓、缺铁性贫血等。

　　婴儿期牛奶蛋白过敏的患病率为 2%~5%,大多数到 3 岁时症状消失。但有文献报道牛奶蛋白过敏儿童到 4 岁时仍有部分未获得耐受,由此可见,部分牛奶蛋白过敏可持续到儿童期。因此,治疗上不能掉以轻心,错误地认为过了婴儿期就一定能好转,随意调整饮食摄入。

　　目前我国已有多项有关牛奶蛋白过敏的专家共识,如 2011 版《婴幼儿食物过敏诊治建议》、2013 版《中国婴幼儿牛奶蛋白过敏诊治循证建议》和 2017 版《食物过敏相关消化道

疾病诊断与管理专家共识》，以及 2022 年最新制定的《牛奶蛋白过敏婴幼儿膳食营养指南》，这些共识均指出，严格回避牛奶蛋白及奶制品是目前治疗牛奶蛋白过敏唯一有效的方法。所有引起过敏的食物应从饮食中完全排除，同时选用可保证婴幼儿正常生长发育的特殊医学用途配方粉进行替代。

《行业标准》强调牛奶蛋白过敏患儿喂养应遵循五大原则：症状分级饮食指导原则、饮食回避原则、再引入原则、营养状况评估原则、营养教育原则。对于确诊为牛奶蛋白过敏的配方粉喂养宝宝应给予合适的无敏/低敏配方替代，并建议回避至少 6 个月或至 9~12 月龄。对严重速发型 IgE 介导牛奶蛋白过敏婴幼儿，回避牛奶蛋白应维持至 12~18 个月。1 岁以上非母乳喂养宝宝，建议选用针对 1 岁以上牛奶蛋白过敏宝宝专用的配方粉。

国内外已有上市针对 1 岁以上牛奶蛋白过敏宝宝专用的配方粉，治疗手段和方法也更加多样化和专业化。对于此类宝宝的家长们，面对孩子的病情迁延可能会有焦虑和慌乱，但是最重要的还是在专业医师的指导下，遵医嘱，逐步循序渐进，调整饮食摄入结构。

世界过敏组织、欧洲小儿胃肠营养学会、中华医学会儿科学分会等国内外权威机构所制定的有关婴幼儿牛奶蛋白过敏的指南、共识、建议均指出，牛奶蛋白过敏一经确诊，应回避牛奶蛋白至少 6 个月或至 9~12 月龄。对严重速发型 IgE 介导牛奶蛋白过敏婴幼儿，回避牛奶蛋白应维持至 12~18 个月。1 岁以上非母乳喂养患儿，建议选用针对 1 岁以上牛奶蛋白过敏患儿专用的氨基酸配方粉或深度水解蛋白配方粉。

（董文欣　李在玲）

69. 湿疹宝宝需要换低敏配方粉吗

　　并不是所有的湿疹宝宝都需要更换低敏配方粉。对已经明确诊断有牛奶蛋白过敏的湿疹宝宝,则需在医师指导下更换低敏配方粉;若没有确定或仅仅是高度怀疑牛奶蛋白过敏,如宝宝湿疹为中重度,经过正规抗炎治疗效果不好,或同时合并有消化道症状(腹泻、便血、呕吐、便秘等),则需进行牛奶蛋白回避(采用氨基酸配方粉喂养)4~6周,如回避后湿疹仍无缓解或反而加重,则可排除牛奶蛋白过敏的可能,无需更换低敏配方粉。但回避后湿疹症状改善,就提示存在牛奶蛋白过敏的可能,应在医师指导下进行口服食物激发试验,明确后再决定是否更换低敏配方粉。

　　湿疹宝宝发生食物过敏的比例明显高于正常儿童,尤其湿疹发病越早、越严重,宝宝发生食物过敏的风险就越高。根据中国和国外的流行性病学研究,婴幼儿湿疹中 70% 为轻度,中重度仅占约 30%。美国一项研究调查了 1 000 多例3~18 个月的湿疹婴儿,其中 92% 为轻中度湿疹,经过 3 年随访,仅 4.3% 出现牛奶蛋白过敏,该研究证实牛奶蛋白过敏不太可能是轻中度湿疹宝宝的促发因素。因此,对于大多数轻度湿疹的宝宝,如果没有食物过敏速发反应的病史,也无消化道症状,通常无需常规进行过敏检查和更换低敏配方奶粉。但对持续中重度湿疹的宝宝,尤其是经过积极的外用药物治疗反应不佳,同时有对一种或多种食物的速发过敏反应史,或伴有消化道症状(腹痛、呕吐、排便习惯改变)或生长困难,就要高度怀疑食物过敏的可能。这种情况需要在医生指导下进行食物过敏原的筛查,包括皮肤点刺试验、血清特异性 IgE 检测、食物回避和激发试验,进行综合判断,其中食物激发试验是诊断的金标准。如果确定了牛奶蛋白过敏,在没有母乳的情况下就需要更换低敏配方粉喂养。低敏配方粉包括深度水解蛋白配方粉和氨基酸配方粉,该配方能够满足牛奶蛋白过敏婴儿的营养需要。除更换低敏配方粉以外,尚需要对宝宝的湿疹进行有效的皮肤护理和局部治疗。牛奶蛋白过敏的宝宝通常会随着年龄的增加而产生耐受性。

国内外共识和指南指出:除非明确牛奶蛋白过敏与湿疹之间的因果关系,否则不推荐盲目更换低敏配方粉喂养,以免带来不必要的经济负担和换奶不适应导致的营养摄入不足等问题。

(余时娟　王　华)

70. 为什么换了氨基酸配方粉后湿疹还会发生

湿疹,医学上称为"特应性皮炎",其发病原因和机制复杂,与遗传和环境等因素关系密切。宝宝换了氨基酸配方粉后,仅仅回避了牛奶蛋白这种致敏原,使牛奶蛋白过敏导致的临床症状不再发生,但是其他因素往往难以避免,因此,湿疹还是会发生。

湿疹/特应性皮炎是一种涉及多因素的疾病,发病与遗传、免疫异常及环境等关系密切,因此,本病并非一种单纯因素导致,在治疗过程中往往需要多维度的管理措施。

(1)关于遗传易感性和皮肤屏障功能障碍的研究:遗传因素主要影响皮肤屏障功能与免疫平衡。早在1916年 Cooke 和 Van de Meer 就发现了变态反应的家族现象,父母亲等家族成员有过敏性疾病史是本病的最相关风险因素。不同人群中目前已知有70多种基因与湿疹/特应性皮炎发病有关,其中 *FLG*、*OVOL1* 和 *IL13* 三个基因是在31个易感基因位点中最显著相关的。再者,遗传因素导致患者存在与皮肤屏障功能相关的丝聚合蛋白、神经酰胺及其他结构蛋白的缺陷,从而皮肤屏障受损,增加过敏原的暴露机会,皮肤容易干燥,最终导致皮肤敏感性增加。

(2)关于环境因素与湿疹/特应性皮炎的相关研究表明:环境因素包括气候变化、生活方式改变、不正确的洗浴、感染原、食入性或吸入性变应原刺激,接触刺激如外用药物、化妆品、香料、洗发水、消毒剂以及金属制品,非特异性刺激如唾液、汗液(出汗障碍、环境温度和湿度过高导致过量的汗液残留在皮肤表面)、毛发、衣物摩擦等都可能导致湿疹发作或加重,尤其是婴幼儿。此外,反复搔抓可导致皮肤屏障进一步破坏和皮损发作,使皮肤炎症加重和持续。

因此,依据国内外特应性皮炎指南包括中国特应性皮炎指南(2020版)、日本特应性皮炎指南(2020年)等均指出:湿疹／特应性皮炎的发生是遗传和环境因素所导致的免疫异常，环境因素包括吸入性、食入性变应原和物理因素如干燥、汗液刺激等在发病中发挥重要作用，都可以导致湿疹／特应性皮炎的发作。因此其发病机制复杂，在管理过程中需要考虑多方面因素，对于合并牛奶蛋白过敏的宝宝，在回避牛奶蛋白、人工喂养者采用氨基酸配方粉喂养后，因为遗传背景所导致的皮肤屏障受损持续存在，加之环境因素的刺激有时难以避免，因此，湿疹仍会反复。

（李 萍）

71. 怀疑湿疹宝宝牛奶蛋白过敏，要回避牛奶多久才会看到效果

如果牛奶蛋白过敏确实存在，那临床效果需要根据过敏导致的不同机制才能看出。如果存在速发反应，那在回避牛奶后速发症状会很快消失或者不再发生；但如果是迟发反应，那回避牛奶后数日湿疹症状会有所减轻或不再继续加重，继续回避同时配合对皮肤的治疗，可以达到临床痊愈。

湿疹／特应性皮炎宝宝如果合并牛奶蛋白过敏可能发生不同的临床表现，包括速发反应和迟发反应，还可能发生消化

道、呼吸道症状，因此，如果怀疑湿疹宝宝合并牛奶蛋白过敏，回避牛奶后，因为牛奶蛋白过敏导致的临床症状会根据不同的临床类型逐渐消失、减轻或者缓解，但临床表现类型不同，症状消失或者缓解的时间可能不同。

相关研究表明：湿疹／特应性皮炎合并食物过敏会导致不同的临床表现，既可表现为单一的皮肤症状，也可表现为同时伴有其他系统的症状或特应性疾病。根据发病机制不同，分为3类：①非湿疹样表现：由IgE介导的速发型过敏反应，约占40%~60%。通常在食物暴露后2小时内出现症状，主要表现为皮肤红斑、全身潮红、风团乃至血管神经性水肿等，存在不同程度瘙痒。此外，常可同时出现其他系统症状如恶心、呕吐、胃食管反流、拒食、腹痛、腹胀、腹泻、便秘、消化道出血等胃肠道症状，喷嚏、流涕、鼻塞、声音嘶哑、喘息和咳嗽等呼吸道症状，眼睛瘙痒、结膜充血、眼泪增多和眶周水肿等眼部症状，甚至是心动过速、低血压、头晕或晕厥等过敏性休克症状等。此外，有些宝宝可能在最初发生反应后6~8小时出现短暂的麻疹样皮疹，并在数小时内消失，被认为是"迟发"的IgE介导的过敏反应。②湿疹样表现：由非IgE介导，是由T细胞介导的迟发型过敏反应，占12%~30%。通常在进食致敏食物后的6~48小时甚至数天后才出现症状。主要表现为湿疹的复发即从缓解期进入发作期，或原有的湿疹损害进一步加重，出现新发皮疹或渗出等急性或亚急性湿疹的表现。此外，部分宝宝也可出现呕吐、腹泻及便秘等消化道症状。③混合型：是上述两种类型的混合，约40%的湿疹／特应性皮炎伴食物过敏宝宝属于此种类型。宝宝往往在进食后很快出现IgE介导的速发症状，随后又在数小时或数日后继发湿疹表现,其大多合并特应性疾病如过敏性哮喘或过敏性鼻炎等。牛奶蛋白作为食物致敏原之一,如果发生过敏反应也遵循以上机制。

因此,根据 2019 年《儿童特应性皮炎相关食物过敏诊断与管理专家共识》,如果怀疑湿疹宝宝合并牛奶蛋白过敏,回避牛奶后根据牛奶蛋白过敏可能导致发生不同机制的临床表现,临床效果好转的时间可能不同,如果是速发反应,则红斑、风团、瘙痒、荨麻疹症状和其他系统症状很快就会消失,但如果是迟发反应,湿疹症状可能会在 2~3 天或者数日内缓解或者不再继续加重,但需同时配合外用药物治疗,才能继续缓解或者痊愈。

(李　萍)

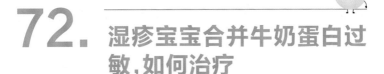

72. 湿疹宝宝合并牛奶蛋白过敏,如何治疗

需要同时进行饮食管理和皮肤管理。母亲和宝宝均需回避牛奶蛋白,采用低敏配方粉替代喂养。同时还要进行皮肤管理,即做好润肤、充分的外用药治疗和回避其他可能的诱发因素。

湿疹 / 特应性皮炎发病机制复杂,涉及多因素,宝宝存在皮肤屏障功能受损,合并牛奶蛋白过敏的湿疹宝宝往往呈中重度,需要同时做好食物管理和皮肤管理。当牛奶蛋白作为致敏原之一时，往往会导致速发反应或迟发反应症状，因此回避牛奶蛋白的同时还需修复皮肤屏障、回避其他加重因素并进行充分的外用抗炎治疗。

（1）湿疹/特应性皮炎宝宝牛奶蛋白过敏需进行饮食管理的相关研究支持：需对宝宝进行长期而细致的饮食管理。除了回避牛奶蛋白之外，重度湿疹/特应性皮炎或有消化道症状的宝宝还需要采用氨基酸配方粉或深度水解蛋白配方粉替代喂养。纯母乳喂养儿和混合喂养儿的母亲应回避牛奶蛋白和奶制品，如母亲在回避牛奶蛋白和奶制品后，宝宝经过规范抗感染治疗仍无效，可直接采用氨基酸配方粉喂养，建议每6个月重新评估宝宝是否耐受牛奶蛋白；混合喂养和人工喂养的宝宝建议采用氨基酸配方粉或深度水解配方粉喂养，并连续喂养6个月或喂养至宝宝9~12月龄，后续根据具体情况进行进一步评估：①如无湿疹且无IgE介导的速发型过敏反应史，不需点刺试验或特异性IgE检测，可在家引入牛奶蛋白。②如有湿疹，进行点刺试验或特异性IgE检测。如果检测阴性，则无IgE介导过敏史可在家引入牛奶蛋白；如果为阳性，阳性预测值>95%则不进行激发试验，反之需在医院引入牛奶蛋白。③如有IgE介导的速发型过敏反应史，进行点刺试验或特异性IgE检测。如果为阳性，阳性预测值>95%则不进行激发试验，反之则需要，在医院引入牛奶蛋白；如果为阴性，在医院引入牛奶蛋白。

（2）湿疹/特应性皮炎宝宝牛奶蛋白过敏需进行皮肤管理的相关研究支持：皮肤屏障功能障碍在宝宝食物过敏发病中起重要作用，因此需规范、正确地使用保湿润肤剂，有效改善皮肤屏障，降低外源性抗原（包括食物过敏原）经皮致敏的可能性。此外,在常规使用湿疹外用药物和／或系统治疗的基础上做好基础健康管理、辅食添加管理,并应定期进行评估。

因此,根据 2019 年《儿童特应性皮炎相关食物过敏诊断与管理专家共识》的指导,提出湿疹／特应性皮炎合并牛奶蛋白过敏需要进行饮食和皮肤的双重管理,并做好营养和健康监测、辅食添加等指导,以保证湿疹宝宝的健康成长。

(李　萍)

73. 牛奶蛋白过敏宝宝,什么时候添加辅食

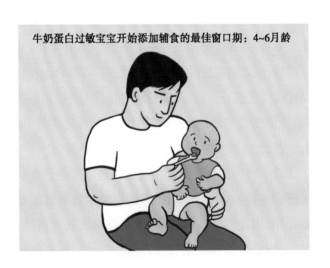

牛奶蛋白过敏宝宝开始添加辅食的最佳窗口期:4~6月龄

除已明确含有过敏原的食物外,其他辅食引入时间与正常婴儿一致,也就是 4~6 月龄开始引入。

不同国家对辅食的定义稍有不同。我国 7~24 月龄婴幼儿喂养指南对辅食的定义是除母乳和 / 或配方奶以外的其他各种形状的食物,包括各种天然的固体、液体食物以及商品化食物。辅食的种类多种多样,根据婴儿生长发育对营养物质的需求,主要以蛋类、水果类、乳类、肉类、蔬菜类、豆类及粮谷类为主。

对于辅食添加的时间,EAACI 指南指出 4 月龄前添加固体辅食会增加食物过敏和湿疹风险,ESPGHAN 指南指出辅食添加不应早于 4 个月,但也不应晚于 6 个月。

在婴儿期的 4~6 月龄这个阶段,是免疫耐受诱导的一个关键性的时间窗。在这个阶段,接触致敏食物,有可能诱发免疫耐受,对后续食物过敏有保护作用。对于牛奶蛋白过敏宝宝,尤其需要注意。这一观念的建立也是基于大量的研究证据。既往认为对于高危险婴儿建议延迟固体食物和过敏性食物的添加。但是现在越来越多的研究表明这种理念需要得到更新。一项基于人群的横断面研究,纳入 2 589 例婴儿,按照暴露于鸡蛋的时间分 <4 个月、4~6 个月、7~9 个月、10~12 个月和 >12 个月。对比不同时期暴露于鸡蛋与 1 岁时发生过敏反应的关系,发现 4~6 月龄婴儿接触熟鸡蛋致过敏反应发生的概率仅仅是 10 月龄后再接触的 1/5,提示婴儿早期暴露于鸡蛋能降低远期过敏反应的发生。对于过敏高风险儿,欧洲和美国的建议比较一致,都是不早于 4 个月,但也不应该晚于 6 个月。过去 10 年间,坚果过敏在西方国家发病率翻倍。一项单中心的随机开放标签对照研究:纳入 640 例有严重湿疹、鸡蛋过敏或两者兼具的 4~11 月龄婴儿,评估坚果摄入和回避策略对于过敏风险婴儿发生坚果过敏的预防作用。分析结果显示,早期引入花生可显著降低高风险婴儿发生花生过敏的概率。证明添加辅食对于诱导免疫耐受是有益的。对于牛奶蛋白过敏宝宝,早期添加辅食不仅使肠道暴露于多种多样的抗原,增加过敏原暴露机会,而且促进肠道菌群的建立,最终对免疫耐受发挥诱导作用。

因此,国内外共识或指南及研究表明:适时开始添加辅食(4~6 月龄)是婴儿正确喂养策略的重要环节。食物过敏儿或过敏疾病高风险儿添加辅食尤其不能延迟,否则反而可能增加发生过敏性疾病的机会,以及增加营养不良、生长迟缓等风险。参照指南,按时添加辅食,提高食物多样化,是促进形成口服耐受和有效预防高危和过敏婴儿发生过敏的重要举措。

(吴　捷)

74. 牛奶蛋白过敏宝宝,先添加哪种辅食及辅食添加的顺序

　　牛奶蛋白过敏宝宝,首先添加的还是铁强化米粉。除已明确含有过敏原的食物外,其他辅食引入时间与正常婴儿一

致。同时应注意掌握饮食添加技巧,记录饮食日记。

关于添加辅食,我国的建议与国际上较为一致。儿科学会0~3岁婴幼儿喂养建议指出婴儿出生后至6月龄纯母乳喂养,6~8月龄母乳仍是这一阶段婴儿最主要的营养来源,但建议引入富含铁的固体食物,如铁强化米粉或富含铁和锌的红肉类食物。除已明确含有过敏原的食物外,其他辅食引入时间与正常婴儿一致,也就是4~6月龄开始引入。

牛奶蛋白过敏宝宝,先考虑添加的是铁强化米粉。大米是相对低敏的食物。但有些米粉的使用注意事项也会标明,含牛奶等致敏成分,可能是在设计、生产和加工中混入了过敏原,如乳粉、麸质等,牛奶蛋白过敏者需慎用。过敏宝宝可以选用不含牛奶蛋白、麸质、大豆蛋白的低敏米粉。除已明确含有过敏原的食物外,其他辅食引入时间与正常婴儿一致。同时应注意,每次只添加一种新辅食,观察5~7天,在确认前一种辅食不过敏后再添加下一种。宝宝添加米粉和猪肉泥等富铁辅食适应之后,就可以从低敏向高敏饮食过渡,如开始添加蔬菜泥、水果泥继而鸡肉泥、鱼泥等肉泥,最后加鸡蛋,先加蛋黄,后加蛋清。辅食性状从稀糊状、稠糊状到细碎颗粒状。从少量到多量,循序渐进。

牛奶蛋白过敏宝宝辅食添加也应从富铁的泥糊状食物开始,如婴儿高铁米粉、蔬果、瘦肉等,逐渐增加食物种类及进食量。引入新食物时,应密切观察是否有过敏现象,但不应盲目回避易过敏食物,如鸡蛋、花生、鱼、虾等。如尝试某种新食物出现不良反应,须及时停止,3个月后再尝试从更低剂量开始少量引入。

(吴 捷)

75. 牛奶蛋白过敏宝宝转奶时可以添加新的辅食吗

牛奶蛋白过敏宝宝转奶时不要添加新的辅食。

中国营养学会膳食指南修订专家委员会妇幼人群指南修订专家工作组制定的 7~24 月龄婴幼儿喂养指南指出，及时添加辅食可从三个方面带来益处：①满足了婴幼儿的营养需求，为 7~12 月龄母乳喂养婴儿提供大部分必需营养素：99% 铁、75% 锌、80% 维生素 B_6、56% 维生素 B_1 和 50% 维生素 C；②促进心理和生理的发育，主要是促进胃肠道的发育，同时也刺激婴幼儿认知和感知觉发展；③通过辅食的添加，促进婴儿学习吃的本领。

牛奶蛋白过敏宝宝转奶期间不建议同时添加新的辅食，因为这样若出现过敏症状，不便于观察其与转奶 / 添加新辅食的关系。建议可先添加辅食，再考虑转奶，一般需维持低敏配方粉喂养 6 个月或至 9~12 月龄时再考虑转奶，重度牛奶蛋白过敏宝宝可持续至 12~18 月龄。

转奶与添加新的辅食不同时进行。低敏配方粉单独食用时，能量和营养成分可满足牛奶蛋白过敏宝宝正常生长发育需求。及时添加辅食对于宝宝来说至关重要，因此，辅食添加初期（4~9 月龄），应优先考虑引入新的食物。

（吴　捷）

76.

过敏性肠炎的宝宝,在进食氨基酸配方粉后症状缓解,后期如何添加辅食

　　过敏性肠炎的宝宝,在进食氨基酸配方粉后症状缓解,可在满 4 月龄后,且能安全进食固体食物时(如抬头稳、能靠坐、伸舌反射消失),开始添加辅食。辅食添加的时间和原则与正常婴儿相同。

　　2013 年,中华医学会儿科学分会发布的中国婴幼儿牛奶蛋白过敏诊治循证建议,过敏性肠炎的宝宝,应在过敏症状尤其是胃肠道症状得到良好控制时开始添加辅食。辅食添加的时间和原则与正常婴儿相同。纯母乳喂养的牛奶蛋白过敏婴儿,鼓励纯母乳喂养至满 6 月龄,在继续母乳喂养的基础上添加辅食。基于花生过敏婴儿的早期添加辅食的相关研究,以及对高过敏婴儿辅食添加研究的系统性回顾指出,非纯母乳喂养的过敏性肠炎婴儿,可以在婴儿满 4 月龄后,且能安全进食固体食物时,开始添加辅食,且应持续、规律摄入多样化的食物。

　　因此,当饮食回避后,过敏症状尤其是胃肠道症状得到良好控制时,在 4~6 月龄间,根据宝宝的情况添加辅食。即添加辅食的时间不早于 4 月龄,不迟于 6 月龄,辅食添加的种类和

顺序与正常婴儿相同。每次只添加一种新辅食,观察 5~7 天,在确认前一种辅食不过敏后再添加下一种。在引入新食物当天,尽量安排于在当天的第一餐进食,这样一旦出现过敏等反应,有助于排除随后的其他食物影响。在添加辅食的量上,也要循序渐进,从少量到多量。一旦出现过敏或者其他不适,应及时到医院就诊。

(吴　捷)

77. 牛奶蛋白过敏宝宝,需要用抗过敏药物吗

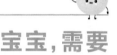

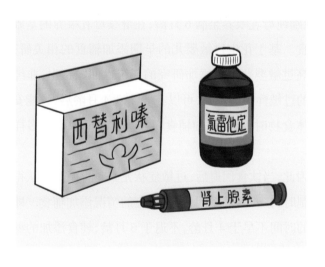

是否使用抗过敏药物,需要具体根据牛奶蛋白过敏宝宝发生了什么样的临床表现,如果发生了速发反应比如皮肤出现红斑、水肿、荨麻疹表现,是需要口服抗过敏药的;但如果发生了迟发反应比如湿疹表现并且不合并其他呼吸道症状如过敏性鼻炎等,一般以外用药治疗为主,不一定需要用抗过敏药。

根据食物过敏发生的机制,牛奶蛋白过敏可以引起很多临床表现,皮肤表现主要涉及速发反应和迟发反应,是否需要用抗过敏药治疗,需根据不同的类型选择。

抗过敏药主要是指抗组胺药,常用第二代非镇静组胺 H_1 受体拮抗剂如西替利嗪、氯雷他定等,是荨麻疹治疗的首选治疗方法。

中国 2020 版特应性皮炎指南建议:抗组胺药用于湿疹 / 特应性皮炎瘙痒的辅助治疗,特别是对于伴有荨麻疹、过敏性鼻炎等过敏合并症的患者,推荐使用第二代非镇静抗组胺药治疗,必要时可以加倍剂量治疗。对于瘙痒明显或伴有睡眠障碍患儿可尝试选用第一代或第二代抗组胺药,考虑到第一代抗组胺药对睡眠质量(快速动眼期延迟并减少)及学习认知能力的影响,不推荐长期使用第一代抗组胺药,特别是儿童。

牛奶蛋白过敏发病机制的相关研究表明,牛奶蛋白过敏的机制涉及 IgE 和非 IgE 介导。IgE 介导的食物过敏反应为速发反应,致敏原表位与肥大细胞或嗜碱性粒细胞表面的特异性 IgE 抗体结合,引起细胞脱颗粒并释放活性介质(如组胺等),作用于特定组织和器官引起过敏症状。其中组胺是最重要的炎性介质,可引起多种临床表现,皮肤表现为红斑、水肿、灼热感、荨麻疹、血管性水肿、瘙痒等反应。由非 IgE 介导的反应是由 T 细胞介导的迟发型过敏反应,皮肤表现为湿疹样皮疹。使用抗组胺药可以快速缓解上述速发症状。

因此,牛奶蛋白过敏宝宝,是否需要使用抗过敏药需要根据具体的临床表现,如果是速发型表现为主,皮肤表现为红斑、瘙痒、黏膜水肿和荨麻疹,是需要使用抗过敏药的,如果仅是湿疹表现,一般建议外用药为主,如果合并过敏性鼻炎等表现,可以使用抗过敏药。

(李　萍)

78. 湿疹合并牛奶蛋白过敏的宝宝,换用低敏配方粉以后还需要皮肤外用药吗

是需要皮肤外用药的,一方面牛奶蛋白过敏可能为 IgE 介导或非 IgE 介导,在换用低敏配方粉后相关症状会消失或缓解,但皮损不会马上消退;另一方面,因湿疹宝宝存在皮肤屏障功能受损,其他环境因素等仍可能导致湿疹的发作。因此还是需要根据皮损的严重程度给予外用药治

疗的。

湿疹 / 特应性皮炎的发病原因和机制非常复杂,涉及遗传、免疫和环境等多个因素。宝宝存在皮肤屏障功能受损,皮肤非常敏感,环境因素包括气候变化、食入性或吸入性变应原刺激及接触刺激,非特异性刺激如口水、汗液、毛发、衣物摩擦等都可能导致湿疹 / 特应性皮炎发作或加重,尤其是婴幼儿。当合并牛奶蛋白过敏时,可能发生 IgE 介导的速发反应或非 IgE 介导的迟发反应,因此在换用低敏配方粉后,牛奶蛋白过敏的相关临床表现不再出现或明显缓解,但皮损不会马上消失,而且其他环境物理因素常常难以避免,所以皮肤症状仍可能存在、复发或加重,所以外用药治疗仍然是必不可少的。

相关共识指出,合并食物过敏的湿疹 / 特应性皮炎宝宝需要进行细致的饮食管理和皮肤管理,因皮肤的表现往往是中重度的,在回避了牛奶蛋白后,仅仅使牛奶蛋白过敏所导致的临床症状得到控制,皮损不再加重,但皮炎的消退往往需要一个过程,外用药治疗仍然是首选的治疗方式,另一方面因为湿疹 / 特应性皮炎的发生原因非常复杂,在疾病过程中,因环境因素刺激导致的发生常常难以避免,因此即使换为低敏配方粉,湿疹也是有可能在环境变化比如季节、出汗刺激、摩擦等诱发因素下发生的,所以必要的时候还是要采取外用药治疗。

因此,根据 2019 年《儿童特应性皮炎相关食物过敏诊断与管理专家共识》,湿疹 / 特应性皮炎相关食物过敏的宝宝需要对皮肤和食物进行同时管理,所以牛奶蛋白过敏的湿疹宝宝,在换用低敏配方粉后,仍然需要根据皮肤症状的严重程度给予外用药治疗。

(李　萍)

79. 牛奶蛋白过敏宝宝,能否用含乳糖的深度水解蛋白配方粉

　　牛奶蛋白过敏诱导的肠病的早期治疗阶段,尤其是有腹泻症状时,需要应用无乳糖的深度水解蛋白配方粉。除此之外,大多牛奶蛋白过敏宝宝是可以耐受乳糖的,可应用含乳糖的深度水解蛋白配方粉。

　　消化道症状、皮肤症状和呼吸系统症状是牛奶蛋白过敏的主要症状,其中有 50%~60% 过敏宝宝会有消化道表现,主要表现为腹泻和便血等。对于很多无法母乳喂养的牛奶蛋白过敏婴儿,深度水解蛋白配方粉或氨基酸配方粉是一线管理方案。

　　乳糖是以单体分子形式存在于乳中的唯一双糖,由葡萄糖和半乳糖通过 1,4- 糖苷键连接而成,经乳腺内乳糖合成酶作用产生。乳糖主要在空回肠消化吸收,通过小肠上皮细胞刷状缘分泌的乳糖酶将其水解为葡萄糖和半乳糖,后通过细

胞的主动转运而吸收。葡萄糖主要为机体提供能量, 而半乳糖以糖苷键结合于神经酰胺上, 形成半乳糖脑苷脂, 参与大脑的发育。

乳糖不耐受是指宝宝小肠消化乳糖的能力下降, 在摄入乳糖后发生腹泻、腹痛、恶心、胃肠胀气等的临床综合征。可以分为发育(新生儿)乳糖酶缺乏、先天性乳糖酶缺乏、乳糖酶缺乏 - 低乳糖酶症、继发性乳糖酶缺乏。5 岁以下儿童普遍可耐受乳糖, 先天性乳糖不耐受临床十分罕见, 且其饮食很少需要限制乳糖。继发性乳糖不耐受最常见的病因是病毒性肠胃炎, 其次是牛奶蛋白过敏相关胃肠疾病和乳糜泻。无乳糖深度水解蛋白配方粉中添加的玉米糖浆可替代乳糖功能, 其中的葡萄糖转化为二磷酸尿苷葡糖(UDP- 葡萄糖)。这是一种核苷酸糖, 是糖原的前体, 可以转化为 UDP- 半乳糖和 UDP- 葡糖醛酸, 最后参与大脑的发育。

欧洲儿童胃肠、肝病、营养学会(ESPGHAN)指南(2012)推荐有肠炎 / 腹泻症状的牛奶蛋白过敏宝宝应首选无乳糖深度水解蛋白配方粉。但目前的指南如世界过敏组织(WAO)、ESPGHAN 和法国儿科学会均提出: 完全去除过敏宝宝饮食中的乳糖是不必要的, 含纯化乳糖深度水解配方粉对治疗牛奶蛋白过敏安全、有效, 非纯化乳糖残留牛奶蛋白才会引起过敏反应。乳糖可以帮助促进钙吸收、促进肠道益生菌生长, 提供能量, 同时还可帮助改善口感, 提高喂养的依从性。

因此, 对于牛奶蛋白过敏诱导的肠病的配方奶喂养儿, 根据其临床表现和严重程度, 首先考虑使用无乳糖深度水解配方粉或氨基酸配方粉,经无牛奶蛋白饮食治疗肠黏膜修复后,乳糖将逐渐被耐受。综上,除了牛奶蛋白过敏诱导的肠病的早期治疗阶段,牛奶蛋白过敏婴儿大多还是可以耐受乳糖的。

(吴 捷)

80. 对于牛奶蛋白过敏的宝宝,需要用益生菌治疗吗

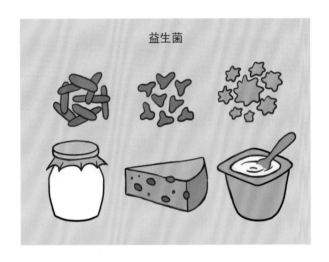

益生菌

益生菌是指在摄入足够剂量后产生对宿主健康有益的活的微生物。益生菌治疗在牛奶蛋白过敏的宝宝中具有广阔的

临床应用前景。理论上讲，服用益生菌可强化肠黏膜屏障功能、调节肠道菌群失衡，提高定植抗力，且在诱导口服耐受等方面也起到了作用。但在牛奶蛋白过敏的治疗中，目前没有推荐使用的益生菌菌株、剂量以及补充的持续时间，国内外指南也没有明确建议。

(1) 益生菌在诱导肠相关淋巴组织对食物过敏原产生耐受同时，也促进免疫系统对食物抗原产生免疫耐受，如重新平衡 Th1 和 Th2 反应，抑制 Th17 细胞，并促进耐受性树突状细胞和调节性 T 细胞发育，在维持免疫稳定方面发挥作用。

(2) 临床上已开始应用鼠李糖乳杆菌（LGG）和双歧杆菌作为牛奶蛋白过敏的辅助疗法。Cukrowska 等随机、双盲和安慰剂对照试验表明，鼠李糖乳杆菌和干酪乳杆菌菌株可改善牛奶蛋白过敏婴儿的临床症状。Berni 等荟萃分析表明，益生菌可改善牛奶蛋白过敏宝宝症状，但没有证据表明其可改善对牛奶的耐受性。

(3) 一项临床研究证实，对于牛奶蛋白过敏宝宝使用深度水解蛋白配方粉联合鼠李糖乳杆菌 LGG 治疗优于单纯使用深度水解蛋白配方粉，粪便 16S rRNA 检测显示，联合治疗组宝宝粪便菌群改变明显，酪酸水平明显增高，并随访 3 年后发现联合治疗组宝宝出现其他过敏的百分率明显降低，提示益生菌能够加速对牛奶蛋白过敏的耐受。

尽管一些研究表明益生菌可改善牛奶蛋白过敏宝宝的症状和耐受性，但临床干预研究的结果存在不一致性，世界变态反应组织（WAO）、欧洲儿童胃肠肝病营养学会（ESPHGAN）

等组织的指南中对于应用益生菌制剂治疗牛奶蛋白过敏没有明确推荐意见。

（张　琳）

81. 牛奶蛋白过敏宝宝症状缓解后，如何安全地再引入牛奶蛋白

家庭再次引入奶制品的方法——牛奶阶梯

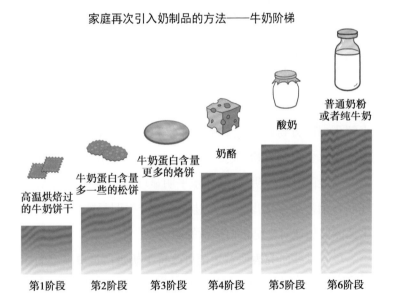

高温烘焙过的牛奶饼干

牛奶蛋白含量多一些的松饼

牛奶蛋白含量更多的烙饼

奶酪

酸奶

普通奶粉或者纯牛奶

第1阶段　第2阶段　第3阶段　第4阶段　第5阶段　第6阶段

牛奶蛋白过敏宝宝再次引入牛奶蛋白,需要先由专科医生评估决定。牛奶蛋白回避时间取决于宝宝年龄、临床症状、是否为 IgE 介导等因素。引入牛奶蛋白的方式因发病机制及临床症状不同而有所差异。

牛奶蛋白过敏耐受时间取决于过敏反应的类型(IgE 介导、非 IgE 介导或两者共同介导)。研究显示,低 IgE 水平者易产生免疫耐受,高 IgE 水平者不易耐受。

欧洲胃肠病学、肝病学和营养学会的专家共识指出:牛奶蛋白过敏宝宝规避牛奶蛋白及奶制品时间至少为 6 个月,或者到宝宝 9~12 月龄以上。非 IgE 介导的牛奶蛋白过敏往往缓解得更快。牛奶蛋白诱导的过敏性直肠结肠炎很常见,通常可在宝宝 1 岁前缓解。

对于轻中度的牛奶蛋白过敏,在规避牛奶蛋白 6 个月以上,宝宝无过敏症状时,就可以考虑重新引入牛奶蛋白。传统引入方式是从氨基酸配方粉→深度水解蛋白配方粉→适度水解蛋白配方粉→普通奶粉→纯牛奶。这种重新引入方法用时至少 6 个月,耗时时间长。(具体见转奶有关的问题和答复)

近年来很多队列研究表明过敏宝宝对加工或烘焙过敏原的耐受性更好。2021 年,Rosan Meyer 等的研究表明,使用阶梯法引入过敏原有助于非 IgE 介导的胃肠道食物过敏宝宝建立耐受。英国牵头发布的《国际牛奶蛋白过敏基层医生指南》即 iMAP 中提出一种逐渐添加奶制品的方法——牛奶阶梯,共有 6 级。开始添加烘焙的奶制品,最后添加牛奶。牛奶阶梯的第一级为高温烘焙过的牛奶饼干,第二级为比第一级牛奶蛋白含量多一些的松饼,第三级为牛奶蛋白含量更多的烙饼,第四级为奶酪,第五级为酸奶,第六级为普通奶粉或者纯牛奶。通常从第一级开始,从少到多逐渐引入。每一级引入后需要观察至少 3 天宝宝的反应,如一切正常可逐步爬梯。爬牛奶阶梯过程中注意监测宝宝有无牛奶蛋白过敏反应。有可疑轻度过敏表现可等待 1~2 天后重新尝试。如果出现了速发型或严重的过敏反应,请及时带宝宝医院急诊就诊。

对于 IgE 介导的严重过敏及非 IgE 介导的严重牛奶蛋白过敏(如食物蛋白诱导的小肠结肠炎综合征)需回避牛奶至少 12~18 个月。引入牛奶蛋白时机:① IgE 介导的速发型的牛奶蛋白过敏,如果宝宝长时间没有发作史,检测的特异性 IgE 水平较之前逐渐降低,比 95% 阳性预测低,在家长同意时,可尝试在医疗机构进行添加烘焙后奶制品的试验;②对于病情非常严重的食物蛋白诱导的小肠结肠炎综合征的患者,应在医院的密切监测下进行激发试验,评估能否添加牛奶蛋白。

总之,婴幼儿对于牛奶蛋白的耐受基于宝宝的症状和医生的评估,引入牛奶蛋白时机是个体化的,一定要遵从医嘱。

(高亚娟　李在玲)

七、随 访

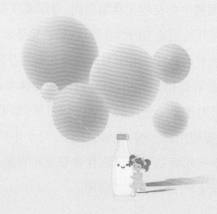

82.

牛奶蛋白过敏宝宝,治疗、随访过程中要着重注意哪些问题

牛奶蛋白过敏宝宝,在治疗、随访过程中要注意以下问题:

(1)对于母乳喂养的宝宝,不建议停母乳,建议母亲回避饮食(首先回避牛奶、鸡蛋及其制品,如回避后婴儿症状不改善,再考虑回避其他食物)。

(2)对于人工喂养或混合喂养的宝宝,轻中度牛奶蛋白过敏者奶粉可换用深度水解蛋白配方粉或氨基酸配方粉喂养。重度和不能耐受深度水解蛋白配方粉的宝宝建议更换为氨基酸配方粉喂养。在最初诊断期间,建议首选氨基酸配方粉作为回避牛奶蛋白的营养替代。

(3)母亲回避牛奶及相关食物期间,母亲要注意钙剂及维生素 D 的补充并给予适当的饮食建议,以避免母亲营养不足。

(4)目前大豆配方粉在 6 个月以内婴儿不推荐使用。

(5)药物是否要用? 外用可以,口服药物除非治疗腹泻,一般不建议。对于 IgE 介导的牛奶蛋白过敏,如果发生严重过敏反应,需要应用肾上腺素肌内注射。对于牛奶蛋白过敏引起的消化系统疾病如嗜酸细胞性食管炎和胃肠炎,需要在专科医师的指导下,进行药物的应用。

丹麦一项针对母乳中乳球蛋白的研究，收集 10 例健康哺乳期及 10 例特应性体质哺乳期母亲的共 300 份母乳，检测母亲不摄入与摄入牛奶蛋白对母乳中 β- 乳球蛋白含量的影响。结果显示大多数哺乳期妇女的母乳中都可以检测到牛奶蛋白 β- 乳球蛋白，但其浓度对大多数牛奶蛋白过敏婴儿没有影响。因此，应鼓励母亲继续母乳喂养，但婴儿在母乳喂养时出现症状，需要回避可能的过敏食物。由于深度水解蛋白配方奶粉中含有少量 β- 乳球蛋白，因此对母乳产生反应的牛奶蛋白过敏婴儿更有可能需要氨基酸配方粉替代。如有下列情况可考虑暂停母乳，改为氨基酸配方粉替代喂养：①尽管母亲膳食回避，婴儿症状仍持续存在且很严重；②婴儿生长迟缓和其他营养缺乏；③母亲饮食回避导致自身严重体重减少和影响健康；④母亲无法应对心理负担。

法国一项研究，对 66 例诊断牛奶蛋白过敏但无法母乳喂养的婴儿进行随机对照研究，共分成 2 组，给予深度水解蛋白配方粉和氨基酸配方粉喂养，结果显示两组配方粉喂养儿身长、头围与同龄儿相仿，体重稍轻。喂养耐受度没有差别。氨基酸配方粉喂养儿过敏症状较深度水解蛋白配方粉喂养儿减轻较明显。英国一项纳入 295 例牛奶蛋白过敏的婴儿试验结果显示，深度水解蛋白配方粉与氨基酸配方粉在牛奶蛋白过敏宝宝症状改善方面差异无统计学意义，就经济成本效益看，深度水解蛋白配方粉通常可作为牛奶蛋白过敏儿童的选择。在重度牛奶蛋白过敏或深度水解配方粉治疗失败时将氨基酸配方粉作为首选。如果对氨基酸配方粉没有反应，则不太可能是牛奶蛋白过敏，应针对其他潜在症状原因进行进一步的诊断检查。

Adams 等对因儿童过敏需回避饮食的母亲与非母乳喂养的女性的营养状况进行比较,回避饮食包括牛奶、鸡蛋、大豆、小麦、鱼和坚果,结果表明,两组的人体测量(体重)和骨密度测量,以及铁、蛋白质和脂质代谢、微量元素等指标均在正常范围内,差异无统计学意义。但饮食回避组母亲的钙含量明显降低。还有研究显示,即便饮食回避的母亲每天补充钙剂1 000mg,钙转化仍低于正常饮食人群,因此提示这类母亲在补钙的同时需要注意维生素 D 的补充。

大多数指南不建议在 6 个月之前使用大豆配方粉,因为大豆的不良反应在 6 个月之前的婴儿中更为常见。大豆容易发生交叉过敏以及存在宝宝接触植物雌激素的风险,大豆蛋白过敏影响大约 1/10 的牛奶过敏婴儿。大豆中的主要植物雌激素是异黄酮,其在大豆蛋白配方粉中的含量比人母乳中的浓度高 4 个数量级(即 10 000 倍)。动物研究表明,高剂量的植物雌激素会对生殖器官的发育和生育能力产生不利影响。

英国过敏和临床免疫学会(BSACI)、中东共识、世界过敏组织(WAO)、欧洲儿科肠胃病学、肝病和营养学会(ESPGHAN)、中华医学会等组织均指出:对于明确诊断牛奶蛋白过敏的宝宝,母乳喂养者,鼓励母亲回避饮食后继续母乳喂养,但母亲需注意补充钙剂及维生素 D;配方粉或混合喂养者,轻中度可选用深度水解配方粉喂养,重度或不耐受深度水解配方粉者选择氨基酸配方粉喂养。大豆配方粉不推荐。在最初诊断期间,可以用氨基酸配方粉作为回避饮食的营养替代。

(朱巍巍　李在玲)

83.
新生宝宝牛奶蛋白过敏，随着年龄的增长，症状可以改善吗

在婴儿时期，如果已经出现了过敏的相关症状，不进行过敏原回避，过敏原导致的异常免疫反应持续存在，症状不会在短时间内自行完全改善。但经过饮食回避治疗后，随着年龄的增加，机体免疫系统发育更加成熟，产生口服免疫耐受以后，过敏症状可改善。

胃肠道是通过口腔和肛门与外界相通的开放性管腔器官。因此，为避免机体受到外来食源性病原体的危害，肠道作为人体最大的免疫器官，其肠道屏障是人体重要的防线。肠黏膜上皮细胞与相邻肠细胞以紧密连接的方式构成机械屏障，肠黏膜以及各种免疫细胞和免疫蛋白形成肠道免疫屏障，与肠道菌群形成的生物屏障，共同起到了很好地与外界环境隔绝的作用，阻止细菌与内毒素等有害物质透过肠黏膜进入血液。人体的肠道免疫系统对于入侵的病原体的识别和反应存在一个学习过程。在肠道屏障不成熟的情况下，可能将进入肠道的一些营养物质，特别是大分子的牛奶蛋白这种异种蛋白作为入侵的"敌人"，透过薄弱的肠道屏障，诱发人体出现了免疫反应，这种异常免疫反应会造成机体组织器官的损害，表现出临床症状。

因此,新生宝宝发生牛奶蛋白过敏大多与肠道免疫发育不健全,肠道正常菌群建立延迟,所导致的肠道黏膜屏障作用较弱有关。如果已经出现了相应的症状,在饮食中没有剔除过敏原,刺激持续存在,过敏的表现不能在短期内改善。随着年龄的增长,免疫系统的发育和肠道正常菌群的建立,异常的免疫反应将会有所缓解,最终产生口服免疫耐受。虽然,机体口服免疫耐受产生的时间因人而异,但来自过敏人群的流行病学数据显示,以胃肠道症状为主要表现的牛奶蛋白过敏婴儿,大多数在1~2岁左右产生口服免疫耐受。

因此,国内外共识或指南中均指出,如果出现牛奶蛋白过敏的宝宝,应该进行饮食回避治疗6个月,或至9~12月龄,以缓解症状,保障正常生长发育。

(熊励晶　谢晓丽)

84. 深度水解蛋白配方粉喂养宝宝的便便什么样算是正常的

深度水解蛋白配方粉作为预消化配方,进入人体后在小肠吸收较为彻底,因此部分宝宝可出现粪渣量减少的情况,排出的便便呈糊状,次数有所减少;同时,大多数宝宝的便便颜色总体偏绿,这也属于正常现象。

深度水解蛋白配方粉是通过食物加工工艺,在体外利用加热、蛋白酶水解、超滤等手段,将牛奶蛋白进行消化水解,通过分解蛋白质空间结构和序列降低其致敏性,最终形成一部分游离氨基酸和大部分小分子短肽。小肠作为人体营养物质消化吸收的场所,其小肠绒毛上皮细胞存在吸收短肽的受体以及氨基酸转运的载体。深度水解蛋白配方粉作为预消化配方,进入体内后,在小肠可直接通过这些受体和转运载体被吸收进入人体,短肽是蛋白质进入小肠消化后的主要吸收形式,占比 67%,因此短肽成分为主的深度水解蛋白配方粉吸收效率高、彻底,并且由于减少了消化的过程,其吸收速度也较快。因此,一部分完全由深度水解蛋白配方喂养的小婴儿,其产生的粪渣会相应减少,呈糊状,同时次数也会相应减少。

宝宝便便的颜色通常与胆汁代谢有关。正常人体在进食后胆囊收缩排出用于消化食物的胆汁,主要消化饮食当中的脂类物质。胆汁进入小肠后发挥消化作用,最后转化为黄色的粪胆原,与大便混在一起,使大便呈黄色。但是,深度水解配方由于其配方中多以中链脂肪酸为主,这种脂肪成分可以不经过胆汁的代谢分解,直接在小肠吸收进入门静脉进行利用。

因此,深度水解蛋白配方喂养后,排出的胆汁没有充分利用于消化脂类物质,没有进行转化,进入肠道后与食物残渣一起排出体外,使大便颜色偏绿。这样的大便是正常大便,宝爸宝妈们不要担心。

(熊励晶　谢晓丽)

167

85. 低敏配方粉,宝宝不爱吃,每天奶量不够,应该如何提升奶量

　　低敏配方粉是通过食物加工工艺,在体外利用加热、蛋白酶水解等手段,将牛奶蛋白进行消化水解,最终形成一部分游离氨基酸和小分子短肽的配方粉。低敏配方的口感与蛋白水解程度有关,蛋白质水解程度越深,越多的苦涩肽段被切割出来,口感就会变得偏苦涩,伴有一定气味,影响到宝宝的食欲。同时,一部分宝宝对改变平日熟悉的奶味会发生抵触,这都会影响到宝宝的正常喂养,降低奶量。

　　配方中的碳水化合物组成也会影响到口感。乳糖是母乳和普通婴儿配方粉中重要的碳水化合物成分。添加到低敏配方粉中,不仅能够补充一定量乳糖,同时可以遮蔽苦涩味。因此,在选择配方时,如果经专业医生判断无乳糖不耐受的情况,建议选用含有乳糖的配方,其适口性更好。

　　虽然,低敏配方粉在口感上相较于母乳和普通婴儿配方奶稍差。但绝大多数宝宝都能够接受。特别是味觉发育并不成熟的小月龄婴儿,对于苦涩感并不敏感,并且处于口味偏好获得期,较为容易接受低敏配方。如果因为口感不佳,出现奶量不足的情况,喂养监护人应给予一定的耐心,帮助宝宝逐渐适应不一样的口感。首先,正确判断宝宝的饥饿信号,选择宝

宝特别渴望哺乳时进行喂养；在接触低敏配方的初期，可以适当稀释以减轻低敏配方的苦涩感，在口感接受后恢复为正常浓度冲兑；或者用当前饮用的普通配方适当混合着冲兑，并根据宝宝的接受程度，降低普通配方婴儿奶粉的比例，使其完全适应口感，转化为低敏配方；若宝宝接受仍有难度，可适当添加葡萄糖或改善口感的调味包，以帮助宝宝尽快接受低敏配方粉。

（熊励晶　谢晓丽）

86. 牛奶蛋白过敏是否会引起营养不良

大多数宝宝的症状较轻，通常不会引起明显的营养不良，但如果过敏反应导致肠黏膜损伤较重时，会影响营养物质的吸收，导致宝宝营养不良；另一方面，若由于对食物过敏的顾虑进行了严格的饮食限制，除奶制品外其他食物也回避了，会因为营养摄入的不均衡，出现营养不良。最终，宝宝出现贫血、低蛋白血症、体重增长迟缓等表现。

小肠是人体营养物质消化吸收的主要场所，它盘曲于腹腔内，上连胃幽门，下接盲肠，分为十二指肠、空肠和回肠三部分。食物在小肠内，经过胰液、胆汁和小肠液的化学性消化及小肠运动的机械性消化后,所产生的营养物质被小肠黏膜吸收进入血液,发挥作用。牛奶蛋白过敏是由于大分子的异种蛋白在进入小肠后,由于肠道屏障的薄弱以及肠道免疫系统的不成熟,被错误地识别后引起机体出现的异常免疫反应。这种异常的免疫反应可以导致胃肠道受损,引起肠道黏膜破坏及其功能的障碍。但是,目前由于这种异常免疫反应发生的机制较为复杂,并未完全阐明,因此它可能导致个体受累器官的具体部位不同,出现相应的过敏表现也不同。因此,根据受累的部位和主要表现,婴儿牛奶蛋白过敏引起的胃肠道疾病主要分为三种类型:导致结肠受累病变的"食物蛋白诱导直肠结肠炎"、导致小肠受累病变的"食物蛋白诱导的肠病",以及小肠和结肠均受累发生病变的"食物蛋白诱导的小肠结肠炎综合征"。

92%牛奶蛋白过敏宝宝有2种或2种以上症状,60%的牛奶蛋白过敏婴儿累及消化道。在一项研究纳入100例1~17个月的牛奶蛋白过敏婴儿与健康婴儿进行对照,评估其生长发育情况的研究中发现,3月龄以后的牛奶蛋白过敏婴儿出现了明显的生长发育迟缓。

因此,大多数宝宝症状较轻时不会出现营养不良。但是当小肠作为主要的受累部位发生"食物蛋白诱导的肠病",会导致营养物质的消化吸收功能障碍,引起宝宝的营养物质缺乏,最终导致营养不良。任何一种表现类型的牛奶蛋白过敏,若胃肠道症状长期存在,也都会导致出现营养不良,比如慢性便血可能会导致缺铁性贫血。如果进行了过于严格的饮食限制,导致营养摄入不均衡,同样会导致营养不良。

(熊励晶　谢晓丽)

87. 牛奶蛋白过敏宝宝,长期服用氨基酸配方粉会影响宝宝生长发育吗

牛奶蛋白过敏宝宝,长期服用氨基酸配方粉,在奶量足量,并且正常添加辅食的情况下,不会影响宝宝生长发育。

氨基酸配方粉是根据宝宝生长发育所需的氨基酸种类和量进行配比制成的特殊医学配方,因此能够满足宝宝发育所需。当牛奶蛋白过敏的宝宝服用氨基酸配方粉进行饮食回避后,胃肠道症状得到改善,功能恢复正常,进入体内的氨基酸也能够通过小肠正常吸收,因此在宝宝奶量足够时,能够保证正常生发育。来自对长期服用氨基酸配方粉进行治疗的牛奶蛋白过敏宝宝的随访研究数据提示,长期使用氨基酸配方粉,能够满足生长发育需求,改善消化道症状的同时增加体重和热量的摄取,与深度水解蛋白配方粉比较,12月龄时体重和蛋白质代谢无明显差异。对于已经因牛奶蛋白过敏出现生长发育迟缓的儿童,一项前瞻性、多中心、随机对照临床研究,采用体重 - 年龄、身高 - 年龄 Z 评分评估宝宝生长发育情况,共随访 4 个月的研究结果显示,氨基酸配方粉喂养 4 个月可帮助牛奶蛋白过敏婴儿实现追赶生长。

因此氨基酸配方粉是牛奶蛋白过敏婴儿进行饮食回避的

有效配方,长期使用,在奶量足够的情况下可以保证正常生长
发育。

(熊励晶　谢晓丽)

88. 氨基酸配方粉长期吃会影响肠道功能发育吗

　　氨基酸配方粉作为无敏配方,起到过敏原回避的治疗作用。长期服用,不刺激肠道产生异常免疫反应,不会影响肠道功能的发育。

　　肠道功能的发育是一个综合、复杂、持续的过程,它与肠黏膜细胞间链接的发育、肠道菌群的发育、肠道及全身免疫系统的发育,以及外源性刺激有关。当宝宝已经出现牛奶蛋白过敏,特别是以胃肠道症状为主要表现时,说明此时宝宝的肠道屏障已经出现了问题,不能继续接受外源性过敏原的刺激。应该进行过敏原回避,减轻并最终缓解这种异常免疫反应的发生,恢复正常肠道功能。这个缓解异常免疫反应的过程,通常需要3~6个月。

　　在肠道功能恢复正常后,促进宝宝的肠道发育的重要因素之一为肠道菌群的建立与发育。肠道菌群对抑制性T细胞的调节作用对于肠道免疫稳态形成非常重要。同时,肠道菌

群可通过介导的肠道上皮屏障保护反应维持机体对饮食抗原的耐受性。在比较牛奶蛋白过敏婴儿与健康婴儿肠道菌群的研究中发现,牛奶蛋白过敏婴儿肠道菌群多样性显著降低,特别是益生菌双歧杆菌属丰度降低,而一些潜在致病、引发炎症反应的菌属丰度增加。对 226 例牛奶蛋白过敏儿童进行了 8 年随访研究发现,128 例儿童在 8 岁时牛奶蛋白过敏症状消失,与其 3~6 月龄时肠道内梭菌与厚壁菌丰度较高有关,说明儿童早期的肠道菌群定植可以影响肠道的发育以及牛奶蛋白的免疫耐受。

因此,氨基酸配方粉长期喂养,通过过敏原回避降低肠道异常免疫反应的发生,促进肠道功能的恢复。以此为基础,促进肠道菌群的正常建立和发育,辅助肠道免疫系统的发育,最后达到对食物过敏原的口服免疫耐受。

(熊励晶　谢晓丽)

89. 低敏配方粉长期喂养,会引起佝偻病吗

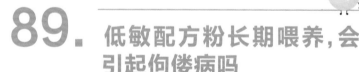

如果宝宝低敏配方粉喂养中保证足够的奶量,同时配合合理的维生素 D 补充,不仅能够改善肠道过敏症状,不会引起宝宝发生佝偻病。

　　佝偻病是由于婴幼儿、儿童以及青少年体内维生素 D 不足或缺乏所致钙、磷代谢障碍,最终导致骨骼病变为特征的全身、慢性、营养性疾病。佝偻病主要病变特征是生长中的长骨干骺端软骨板和骨组织钙化不全。发病的高危人群是 2 岁以内,特别是 3~18 月龄婴幼儿。病因主要包括母亲围产期维生素 D 不足、宝宝出生后日照不足、生长速度过快、饮食中补充维生素 D 不足、胃肠道或肝胆疾病所致维生素 D 吸收或转化不足。

　　佝偻病是完全可以通过补充足量的维生素 D 得以预防的疾病。低敏配方粉作为婴儿特殊医学用途配方,其配方中根据宝宝身体需求,添加了一定量的维生素 D。同时,由于牛奶蛋白过敏的宝宝,可能存在小肠吸收功能障碍的问题,在使用低敏配方粉缓解症状,恢复肠道功能正常,也可以提高维生素 D 的吸收。

　　但需要强调的是,即使低敏配方粉与目前婴儿普通配方粉中维生素 D 强化量差别不大。若婴儿每日摄入 750ml 配方奶,其摄入的维生素 D 量大约为 300U/d,尚不能达到婴儿维生素 D 适宜摄入量 400U/d,若没有额外的维生素 D 补充,配方粉喂养儿所摄入的维生素 D 量也是不足的。因此,中国儿童维生素 D 营养相关临床问题实践指南指出,为保证所有婴儿其他季节有足够的维生素 D,建议母乳喂养和配方粉喂养儿均需要补充维生素 D,婴幼儿补充维生素 D 的适宜剂量为每日 400~800U。

　　因此,足量的低敏配方奶量,进行合理的每日维生素 D 补充,不会导致过敏宝宝发生佝偻病。

(熊励晶　谢晓丽)

90. 低敏配方粉喂养时，需要补充其他营养素吗

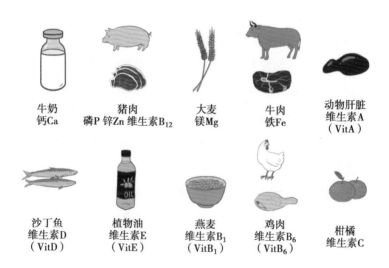

牛奶
钙Ca

猪肉
磷P 锌Zn 维生素B₁₂

大麦
镁Mg

牛肉
铁Fe

动物肝脏
维生素A
（VitA）

沙丁鱼
维生素D
（VitD）

植物油
维生素E
（VitE）

燕麦
维生素B₁
（VitB₁）

鸡肉
维生素B₆
（VitB₆）

柑橘
维生素C

目前市售正规的医用特殊配方粉均符合国家婴幼儿配方粉标准，各种营养素含量是适宜充足的。对于纯低敏配方粉喂养，奶量足够、生长发育良好的4~6月龄以下婴儿无需添加其他营养素。而对于4~6月龄以上婴儿，如辅食添加良好，生长发育良好时亦无需额外添加其他营养素。

在没有母乳的情况下，为满足婴儿营养需求设计的配方粉应使婴儿达到可接受的生长速度和基于母乳喂养婴儿的血浆蛋白参考标准。一项研究通过分析3天的膳食记录来评估

儿童营养摄入情况,结果显示与没有牛奶蛋白过敏的儿童相比,患有牛奶蛋白过敏的儿童更可能摄入低于推荐摄入量的膳食钙,但如果儿童接受营养咨询或食用正规的婴幼儿配方粉,那么他们摄入低于推荐摄入量的钙和维生素 D 的可能性较小。

自深度水解蛋白配方粉、氨基酸配方粉被用于牛奶蛋白过敏儿童的治疗后,许多研究都已证实他们不仅能缓解儿童牛奶蛋白过敏的症状,同时能满足他们的营养需求,保证正常的体格生长和发育。一项意大利的前瞻性研究评估了在 6~12 月龄期间不同类型配方粉喂养的牛奶蛋白过敏宝宝的生长情况,结果显示深度水解蛋白配方粉与母乳喂养的牛奶蛋白过敏宝宝的生长情况无明显差异。这些研究表明低敏配方粉总体上保证了婴儿的营养需求。

因此,低敏配方粉喂养的婴儿通常无需添加其他营养素,但当奶量不足、辅食添加不足或生长发育落后的情况时,应进行营养咨询及评估,根据专科医师指导进行后续治疗。另外,欧洲儿童胃肠肝病营养学会(ESPHGAN)的指南中指出:牛奶蛋白过敏宝宝超过 1 岁时如仍未建立免疫耐受,需要进行饮食评估,以确保营养素的供应,特别是蛋白质、钙、维生素 D 和维生素 A,以及是否需要额外营养素补充剂来保证正常发育增长。

(李中跃)

91. 牛奶蛋白过敏宝宝, 需要定期随诊吗

　　牛奶蛋白过敏的宝宝需要定期随诊, 首次诊断牛奶蛋白过敏并予以回避饮食或低敏配方粉喂养时需要随诊, 观察治疗效果及宝宝的生长发育情况, 建议 1~2 周首次随诊。如果宝宝症状缓解, 可适当延长随诊时间至 4 周或 8 周随诊, 直至牛奶蛋白耐受建立。

　　根据饮食记录评估生长情况的研究表明, 患有食物过敏的儿童存在营养摄入不足的风险。牛奶作为婴儿最重要的膳食钙与蛋白质的食物来源, 有研究显示回避牛奶的儿童其能量、蛋白质、钙、核黄素的摄入显著不足, 且长期的牛奶回避饮食可导致骨量减少及维生素 D 缺乏性佝偻病。一项研究收集并比较了 18 例牛奶蛋白过敏儿童和 20 例健康儿童的 6 天的膳食记录, 结果发现两组儿童间每日的热量摄入无明显差异, 但牛奶蛋白过敏儿童的蛋白质摄入量低于健康儿童(39g 与 48g), 脂肪摄入量高于健康儿童(47g 与 39g)。此外, 牛奶蛋白过敏儿童与健康儿童相比, 其年龄的身高百分比较低($-0.6SD$ 与 $0.2SD$)。

　　牛奶蛋白回避通常至少需要 6 个月或者到 9~12 月龄, 约 50% 的宝宝 1 岁时可建立耐受, 约 90% 在 3 岁时建立耐受, 欧洲儿童胃肠肝病营养学会(ESPHGAN)指南建议应每隔

6~12个月对儿童进行一次检查以评估其耐受建立情况和是否可重新引入牛奶。

因此,牛奶蛋白过敏的儿童需要定期随诊评估过敏症状、喂养及生长发育及耐受建立等情况,随诊的时间依据宝宝临床表现有所不同,应遵从临床医师的指导。

(李中跃)

92. 牛奶蛋白过敏宝宝,出现什么情况时需要及时就诊

牛奶蛋白过敏宝宝在回避牛奶蛋白或随访期间如因意外摄入牛奶制品而出现相对比较严重的症状如严重湿疹、喘息、咯血(Heiner 综合征)、反复腹泻、呕吐、血便,甚至脱水、休克时需要及时就诊。或者在随访的过程中发现有症状缓解不佳、营养不良、生长发育落后、生化指标异常如低蛋白血症、缺铁性贫血等情况时也需要及时就诊。

牛奶蛋白过敏宝宝通常预后良好,虽然其再次评估的时间间隔根据年龄、症状的严重性、特异性 IgE 指标的情况而不同,多数指南建议回避牛奶蛋白 6 个月或年龄达 9~12 月龄再次评估,严重的 IgE 介导的反应可延长至 12~18 个月再评估,而症状轻微,特异性 IgE 阴性者也可 4~6 个月重新以口服食

物激发试验进行评估,一旦激发试验阳性,则宜再回避 6~12 个月再次评估。

在牛奶蛋白回避的过程中,如果不小心再次摄入牛奶蛋白或制品,则根据患者发生的症状决定是否就诊,如果及时去除牛奶蛋白,症状轻微或者逐渐消失者并不一定就诊;但症状严重或持续,甚至危及生命者需要及时就诊。

牛奶蛋白过敏患者的随访中,如果发现有症状缓解不理想、生长发育不良、营养状况不佳,出现低蛋白血症、贫血等情况,也需要及时再次就诊。

综上所述,牛奶蛋白过敏宝宝在需要再次评估是否耐受、症状未能缓解、出现生长发育及营养问题,或意外摄入牛奶蛋白而出现严重症状时需及时就诊。

（李中跃）

93. 牛奶蛋白过敏宝宝怎样才算脱敏,大约需要多久才可以转普通奶粉

确诊牛奶蛋白过敏的宝宝,建议回避牛奶及奶制品 6 个月,或至 9~12 月龄,而后可在医生指导下尝试再次引入牛奶蛋白,在医院进行口服激发试验或者在家庭进行激发(仅限于

轻中度非 IgE 介导的牛奶蛋白过敏），以确定是否获得耐受，如耐受，才算脱敏。口服激发试验阴性（即对牛奶蛋白耐受）的宝宝可转为普通奶粉喂养。

牛奶蛋白过敏多见于婴幼儿，为牛奶蛋白引起的异常或过强的免疫反应，可由 IgE 介导、非 IgE 介导或两者混合介导。

牛奶蛋白过敏发生通常在生命的第一年达到高峰，并倾向于在儿童时期缓解。儿童会在 1 岁、3 岁及 6 岁时对牛奶蛋白出现口服耐受。建立耐受的机制尚未明确，但特异性 IgE 水平下降、特异性 IgG4 水平和 / 或黏膜 IgA 水平升高对牛奶蛋白过敏的耐受有提示作用。

非 IgE 介导的牛奶蛋白过敏往往比 IgE 介导的更快缓解。牛奶蛋白过敏同时合并过敏性鼻炎、哮喘及在出生 1 个月内发病可能会预示过敏反应持续存在。

严格回避牛奶蛋白饮食是管理牛奶蛋白过敏最安全的策略。如果诊断为牛奶蛋白过敏，则应至少持续 6 个月或直到 9~12 月龄回避牛奶及奶制品。有严重的 IgE 介导的牛奶蛋白过敏反应的宝宝可能需要回避牛奶及奶制品 18 个月甚至更长时间。

在回避牛奶及奶制品喂养 6 个月，或 9~12 月龄时再引入牛奶蛋白、进行口服食物激发试验前，需评估：①宝宝目前是否患有湿疹？②宝宝是否曾经有过速发型过敏反应的症状？

现无湿疹且既往无速发型过敏反应的宝宝，可在医生指导下进行家庭口服食物激发试验。现有湿疹的宝宝需先进行血清牛奶蛋白特异性 IgE 检测或皮肤点刺试验，若阴性，进行家庭口服激发试验。若阳性,需在医生的监督下在医院内进行口服食物激发试验。曾有速发型过敏反应的宝宝需行血清牛奶蛋白特异性 IgE 检测或皮肤点刺试验,若阴性,可在医生的监督下在医院内进行口服食物激发试验,若阳性,不建议进行口服食物激发试验。

如果口服食物激发试验阳性,继续回避牛奶及奶制品,每6~12 个月可重新评估;若口服激发试验阴性,可以引入含牛奶蛋白的饮食。

因此,目前国内外共识或指南均建议:确诊牛奶蛋白过敏的宝宝,建议回避牛奶及奶制品 6 个月或至 9~12 月龄,在医生指导下进行口服食物激发试验,口服食物激发试验阴性即对牛奶蛋白耐受者可恢复含牛奶蛋白的饮食。配方粉喂养者可转为普通(整蛋白)奶粉喂养,混合或母乳喂养者母亲可恢复含牛奶蛋白饮食。

（武 慧 李在玲）

八、预 防

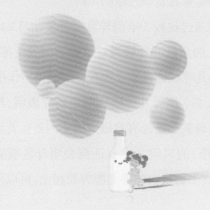

94. 纯母乳喂养可以避免宝宝食物过敏吗

母乳营养效价高,能满足婴儿所需的营养素、能量、液体量,世界卫生组织建议婴儿生后最初 6 个月内应纯母乳喂养,但目前尚无有力的证据表明纯母乳喂养会减少宝宝发生食物过敏的风险。

母乳能满足 6 个月以下婴儿的所有营养需求,且母乳营养的消化、吸收、利用率最高,含有较多的免疫球蛋白,能增强婴儿的抵抗力,同时母乳喂养还能利于母亲产后修复,促进母婴感情,婴儿生后最初 6 个月内推荐予以纯母乳喂养。

关于纯母乳喂养是否能降低婴儿发生过敏风险的相关研究结果不一致:

美国专家们进行的一项系统回顾共纳入 7 项关于母乳喂养研究,最终得出结论,母乳喂养对婴儿和母亲有许多好处,但可能不会降低婴儿食物过敏的风险。

一项研究通过比较 596 例母乳喂养婴儿与 247 例牛奶配方粉喂养婴儿的皮肤和呼吸道过敏症状的发生率,结果显示母乳喂养对婴儿呼吸道过敏发展有一定的保护作用。

一项纳入 777 例婴儿的随机对照研究表明,早期接触婴儿配方粉而非母乳会增加有过敏家族史的新生儿发生过敏反应(尤其是湿疹)的风险。亦有证据表明母乳喂养至少 4 个月,与使用完整牛奶蛋白的婴儿配方粉相比,可以预防或延迟儿童早期牛奶蛋白过敏的发生。

因此，欧洲变态反应与临床免疫协会（EAACI）的指南及美国变态反应和传染病协会（NIAID）的专家共识都没有就使用母乳喂养来预防婴幼儿食物过敏给出建议，考虑到母乳喂养的益处，应尽可能鼓励纯母乳喂养婴儿至 4~6 月龄，目前尚无有力的证据表明母乳喂养可以预防食物过敏。

（李中跃）

95. 母亲孕期和哺乳期回避易过敏食物，可以预防宝宝食物过敏吗

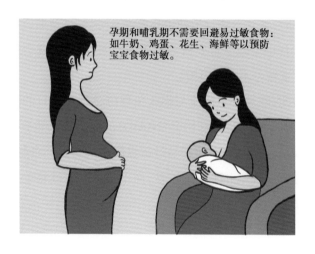

孕期和哺乳期不需要回避易过敏食物：如牛奶、鸡蛋、花生、海鲜等以预防宝宝食物过敏。

尽管母亲饮食中的食物蛋白抗原可以随血液或母乳中进入胎儿体内，但母亲孕期和哺乳期回避易过敏食物不能预防宝宝食物过敏的发生。

一些研究者假设在怀孕和哺乳期间减少或避免某些常见过敏原，可能对婴儿发生食物过敏具有保护作用。但不同的研究中得出矛盾的结论：

一项系统评价评估了母亲怀孕期间回避饮食对治疗或预防儿童过敏性疾病的影响，结果显示哺乳期间母亲饮食回避对 18 月龄内的婴幼儿湿疹 / 特应性皮炎发生率，或儿童 1 岁、2 岁、7 岁时对牛奶、鸡蛋或花生的皮肤点刺试验阳性结果显示没有显著的保护作用。

一项非随机研究比较生后 3 个月哺乳期间母亲回避饮食对婴儿食物过敏发病率的影响，结果显示回避饮食组儿童 4 岁时过敏性疾病的累积发病率显著降低，但这项研究被评为低质量。

怀孕和哺乳期间的营养状况对婴儿的健康、生长和发育至关重要，多数研究发现当女性避免食用鸡蛋和牛奶等食物过敏原时，婴儿食物过敏的患病率没有降低，且孕期或哺乳期回避饮食也会减少重要营养物质的摄入，回避饮食会增加母亲及宝宝营养不良的风险。

因此，欧洲变态反应与临床免疫协会（EAACI）的指南及美国变态反应和传染病协会（NIAID）的专家共识都不推荐在怀孕或哺乳期间母亲回避易过敏食物来预防婴儿食物过敏。母亲应遵循健康和平衡的饮食，而不是试图通过避免某些食物来预防宝宝食物过敏。

（李中跃）

96. 母亲孕期服用益生菌,可预防宝宝食物过敏吗

关于母孕期服用益生菌预防宝宝食物过敏方面,目前在学术界仍存在一些争议,有研究证据表明,孕期和 / 或哺乳期妈妈补充益生菌可以促进宝宝健康肠道菌群的形成,塑造成熟的免疫应答系统,可能对预防儿童过敏性疾病产生一定作用。尽管孕期补充益生菌在预防过敏性疾病方面的证据越来越多,但这些干预措施尚未被纳入常规临床实践,因此国内外指南大多数并没有提出明确的建议。

有研究表明,母亲孕期补充益生菌,能在分娩时或通过母乳喂养将有益菌传递给新生儿,帮助新生儿改善肠道微生态环境,建立肠道正常菌群。

有研究在羊水、胎盘、胎膜、脐带血和胎粪中均发现了微生物 DNA,证实妊娠期胎儿在母亲体内就存在微生物暴露。生命早期补充益生菌能够帮助新生儿生后建立成熟的免疫应答,促进黏膜免疫系统和肠道相关淋巴组织的发育。

一篇涉及 2 947 例婴儿的试验及荟萃分析中指出,无论在产前或产后,母亲补充益生菌均能降低婴儿过敏性疾病的发生风险(RR=0.78,95% 置信区间: 0.66-0.92),尤其是在孕期和哺乳期妈妈补充益生菌,能降低婴儿食物过敏发生风险(RR=0.77,95% 置信区间: 0.61-0.98)。

　　但部分研究仍存在样本量较小、研究结果不一致的缺陷，因此临床证据仍不十分充分。

　　欧洲过敏和临床免疫学学会（EAACI）预防婴幼儿食物过敏指南（2022）、澳大利亚政府卫生部（2018 年）、加拿大营养工作组和加拿大妇产科医师学会（2016 年）、世界卫生组织（2016 年）、爱尔兰皇家医学院妇产科医师研究所（2016 年）、国际妇产科联合会（2015 年）、营养和饮食学会（2014 年）中均指出孕期补充益生菌对预防婴儿过敏的证据仍然不足，均没有提出具体建议。世界变态反应组织（WAO）提出，尽管目前使用益生菌预防过敏性疾病的证据不足，但是推荐以下情况使用可能在生后一定时间内预防湿疹的发生，获益：①对于发生过敏性疾病高风险的婴儿，母亲在妊娠后期使用；②对于发生过敏性疾病高风险的婴儿，母亲在哺乳期使用；③对于发生过敏性疾病高风险的婴儿，出生以后婴儿使用。

（张　琳）

97. 何时添加辅食可预防或减少食物过敏的发生

　　根据 WHO 的建议，4~6 月龄为辅食添加的最佳时期，选择辅食添加时机是否可以预防或减少食物过敏的发生尚待更多证据,但食物过敏宝宝或过敏高风险婴儿4~6月龄也是添加辅食的最佳时期,提前或延迟添加辅食无助于减少食物过敏的发生。

辅食的添加应根据婴儿体格生长、神经发育、摄食技能等情况,4~6月龄为味觉发育的关键时期,辅食引入可促进味觉、咀嚼功能的发育,WHO推荐4~6月龄婴儿应添加辅食。如果此时不添加,将错过味觉发育的关键时期,婴儿咀嚼及吞咽固体食物等功能得不到训练,可能导致后期出现挑食、喂养困难等问题,进而影响婴儿营养状况和生长发育。关于辅食添加的时机选择能否预防或减少食物过敏,相关研究证据如下。

一项研究观察并记录了969例儿童的喂养情况和过敏性症状,并在1、2、3岁时分别对牛奶、鸡蛋、小麦等食物过敏原进行了皮肤点刺试验。所有的婴儿均在6月龄前引入辅食,其中3月龄时引入占27.3%、4月龄时引入占45.6%。结果发现在3~6月龄接触过某种食物过敏原的儿童发生食物过敏的可能性较大,而4月龄断乳后添加辅食会增加1岁和3岁时发生食物过敏的风险。

对早产儿和足月儿的研究都显示,在6月龄前引入辅食可降低纯母乳喂养儿童后期患哮喘和湿疹的风险。对2 612例德国儿童的喂养情况及过敏症状的数据分析后发现延迟引入辅食(大于6月龄)并不能预防过敏性疾病的发生。

一项对儿童柑橘和鱼肉的过敏研究认为延迟接触易致敏食物不能预防食物过敏;PASTURE研究提示1岁内食物的多样性可降低过敏性疾病;LEAP研究提示4~11月婴儿开

始引入花生可降低后期对花生过敏；EAT 研究意向性分析显示母乳喂养早期(4~6 月龄)摄入易致敏食物未能减少食物过敏，但符合方案集分析显示可降低对花生和鸡蛋的过敏。

美国变态反应和传染病协会(NIAID)专家共识认为目前没有足够的证据表明选择辅食添加时机可以预防或减少儿童食物过敏的发生。但辅食添加的最佳时期是 4~6 月龄，包括食物过敏或过敏高风险婴儿，延迟或提前添加辅食都是不恰当的，尽量母乳喂养，并在医师的指导下合理添加辅食。

（李中跃）

98. 宝宝服用益生菌可预防食物过敏吗

尽管研究发现牛奶蛋白过敏的宝宝肠道菌群与健康宝宝确实存在差异，而且这种差异可能发生在临床症状之前，但目前为止仍未发现贯穿于食物过敏发生发展的特征性菌群和生物标志物。服用益生菌能否预防食物过敏？事实上，目前益生菌用于预防食物过敏的研究报道不少，但证据仍不十分充足，因为微生态制剂，尤其益生菌制剂对其应用目的不同，存在菌株特异性、剂量依赖性和个体的差异性。各项研究所应用益生菌种类、剂量、服用时间、敷料不同，其结果存在一定的异质性。但是也有指南推荐对于发生过敏性疾病高风险婴儿（父母或兄弟姐妹有过敏性疾病病史）可以通过生后补充益生菌预防食物过敏。

有研究表明，相比于健康儿童，牛奶蛋白过敏宝宝出现肠道菌群失调，表现在粪便细菌多样性显著降低，双歧杆菌属丰度降低，毛螺菌科、瘤胃球菌科和拟杆菌属等丰度增加。

Bunyavanich 等对 226 例牛奶蛋白过敏儿童进行 8 年随访研究发现，其中 128 例受试儿童在 8 岁时牛奶蛋白过敏症状消失，这些宝宝 3~6 月龄时肠道内梭菌与厚壁菌丰度较高，说明儿童早期的肠道菌群定植可以影响到后期牛奶蛋白过敏转归。

通过一些研究数据表明，补充益生菌预防过敏似乎是一种有效的方法。因为益生菌可以降低肠黏膜通透性，并在诱导食物抗原的口服免疫耐受中发挥重要作用。然而，根据益生菌的种类、剂量、服用时间和所使用的敷料的不同，目前的研究结果各不相同。近来一篇涉及 46 项研究的荟萃分析显示，益生菌补充可能对婴儿早期的食物过敏的发生率并没有影响。目前婴儿通过补充益生菌来预防过敏的临床证据仍有待补充。

欧洲过敏和临床免疫学学会（EAACI）、欧洲儿童胃肠肝病营养学会（ESPHGAN）以及国内指南等均没有对通过补充益生菌预防过敏给出具体建议。世界变态反应组织（WAO）提出，尽管目前使用益生菌预防过敏性疾病的证据不足，但是对于发生过敏性疾病高风险的婴儿，出生以后婴儿使用可以在生后一定时间内预防湿疹的发生。

（张 琳）

99. 牛奶蛋白过敏宝宝可以按时接种疫苗吗

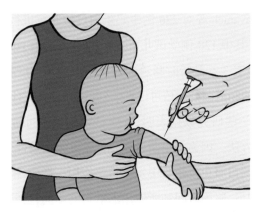

大部分情况下,牛奶蛋白过敏宝宝可正常进行预防接种。

疫苗是将病原微生物(如细菌、立克次氏体、病毒等)及其代谢产物,经过人工减毒、灭活或利用转基因等方法制成的用于预防传染病的自动免疫制剂。对于疫苗,每个人从出生就会受种多种疫苗,比如出生时会受种卡介苗、乙肝疫苗第一剂,1月龄会受种乙肝疫苗第二剂,2月龄会受种脊灰疫苗第一剂等。

食物过敏不仅可引起重度湿疹、过敏性鼻炎和哮喘等,部分儿童还会因严重过敏反应需要使用糖皮质激素甚或肾上腺素,导致食物过敏儿童的感染风险较正常儿童增加。来自澳大利亚的研究发现,接种百日咳疫苗并没有增加食物过敏的发生。儿童在合适的时机接种百白破疫苗和卡介苗,可降低过敏性疾病的发生率。目前的绝大多数疫苗不含有食物相关成分,不会因食物相关成分导致过敏反应。因此,食物过敏儿童应正常进行预防接种。

尽管流感疫苗中残留微量的卵清蛋白(一种主要的蛋类过敏原),但《中华人民共和国药典(2015 年版,三部)》未将鸡蛋过敏作为接种流感疫苗的禁忌证;*Vaccines* 第 7 版中,亦指出鸡蛋过敏者可接种任何疫苗,但对鸡蛋有严重全身过敏反应史的儿童,应在医疗机构的监护下接种。对于非免疫规划疫苗,如黄热病疫苗,蛋类过敏者禁忌接种。

牛奶蛋白过敏宝宝可以按正常免疫程序进行疫苗接种。同时,如果处于过敏急性反应期(如并发哮喘、荨麻疹等),或有接种部位皮肤异常(湿疹、特应性皮炎等),应暂缓接种。

(吴 捷)

100. 确诊牛奶蛋白过敏的宝宝在疫苗接种上有什么注意事项

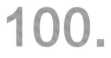

确诊牛奶蛋白过敏的宝宝一般可按正常免疫程序接种疫苗,若同时存在蛋类严重全身过敏反应史,应在医疗机构监护下接种流感疫苗。

疫苗是指为预防、控制传染病的发生、流行,用于人体预防接种的疫苗类预防性生物制品。预防接种用的生物制品包括疫苗、菌苗和类毒素。其中,由细菌制成的为菌苗;由病毒、立克次体、螺旋体制成的为疫苗,有时也统称为疫苗。

部分发生严重食物过敏反应的儿童需应用糖皮质激素甚或肾上腺素治疗,导致食物过敏儿童的感染风险较正常儿童增加。有研究显示,接种百日咳疫苗并没有增加食物过敏的发生。另有研究显示,在合适时机接种百白破疫苗和卡介苗,可降低过敏性疾病发生率。目前绝大多数疫苗不含有食物相关成分,不会因食物相关成分导致过敏反应。因此,一般情况下,食物过敏儿童应正常进行预防接种。尽管流感疫苗中残留微量的卵清蛋白(一种主要的蛋类过敏原),但《中华人民共和国药典(2015年版,三部)》未将鸡蛋过敏作为接种流感疫苗的禁忌证;*Vaccines* 第7版亦指出鸡蛋过敏者可接种任何疫苗。所以需注意的是,牛奶蛋白过敏宝宝有无蛋类过敏,若有蛋类严重全身过敏反应史的儿童,应在医疗机构监护下接种流感疫苗。对蛋类过敏者禁忌接种黄热疫苗(非免疫规划疫苗)。同时若牛奶蛋白过敏宝宝处于食物过敏的急性反应期(如并发哮喘、荨麻疹等),或接种部位皮肤异常(湿疹、特应性皮炎等),应暂缓接种。

牛奶蛋白过敏宝宝一般可按正常免疫程序进行疫苗接种。若同时存在蛋类严重全身过敏反应史,应在医疗机构监护下接种流感疫苗。对蛋类过敏禁忌接种黄热疫苗(非免疫规划疫苗)。同时,如果处于过敏急性反应期(如并发哮喘、荨麻疹等),或有接种部位皮肤异常(湿疹、特应性皮炎等),应暂缓接种。

(吴　捷)

九、个案分析

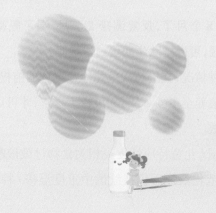

1. 出生后 20 天普通配方粉喂养新生宝宝出现腹泻、便血,当时考虑为牛奶蛋白过敏,给予深度水解蛋白配方粉喂养后症状消失。但当再次给予普通奶粉喂养后,腹泻症状又很快出现,可以诊断新生宝宝牛奶蛋白过敏吗?

可以。宝宝回避牛奶蛋白后症状消失,再次引入整蛋白普通配方粉后症状重现,自行激发试验阳性,可以确诊宝宝牛奶蛋白过敏。

根据国内外专家共识及指南,可疑牛奶蛋白过敏的宝宝需要进行食物过敏相关筛查,包括详细地询问病史、皮肤点刺试验、皮肤斑贴试验、特异性 IgE 检测、诊断性饮食回避和食物激发试验。进行诊断性饮食回避时,人工喂养者使用深度水解蛋白配方粉或氨基酸配方粉替代普通配方粉进行喂养 2~6 周,混合喂养或者母乳喂养的宝宝,妈妈也需要回避含牛奶蛋白的食物。如果症状缓解,需进行食物激发试验,阳性考虑牛奶蛋白过敏;2~6 周如症状仍没有缓解,即可基本排除牛奶蛋白过敏。所以牛奶过敏诊断的金标准是过敏原回避有效 + 食物激发试验阳性。

（李小芹）

2. 宝宝 8 个月了,反复湿疹 2 个月,喝了氨基酸配方粉湿疹没有减轻,可以排除牛奶蛋白过敏吗?

上述这种情况,在进行规范化治疗湿疹的前提下,同时氨基酸配方粉喂养至少 4~6 周,如湿疹无缓解,才可以基本排除牛奶蛋白过敏。

根据我国《儿童特应性皮炎相关食物过敏诊断及管理专家共识》,规范化治疗后仍持续的中重度湿疹 / 特应性皮炎,或湿疹／特应性皮炎宝宝既往发生过一种或多种食物的速发过敏反应，需要进行食物过敏相关筛查，包括详细地询问病史、皮肤点刺试验、皮肤斑贴试验、特异性 IgE 检测、诊断性饮食回避和食物激发试验。进行诊断性饮食回避时，需要在规范化管理皮肤的前提下，严格回避牛奶蛋白至少 4~6 周。严格回避的意思是在避食期间，纯人工喂养的宝宝，所添加的辅食成分中亦不能含有牛奶蛋白；混合喂养或者母乳喂养的宝宝，妈妈也需要回避含牛奶蛋白的食物。在此基础上专业皮肤科医生评估皮肤状况后（如使用常用的 SCORAD 评分系统进行严重程度的评估），如皮疹仍没有缓解，则可以基本排除该宝宝湿疹／特应性皮炎发病中存在牛奶蛋白过敏。因为湿疹／特应性皮炎发病机制复杂，遗传背景、免疫异常及皮肤屏障异常等均参与湿疹／特应性皮炎的发生发展。

因此，根据国内外专家共识及指南，可疑牛奶蛋白过敏的湿疹／特应性皮炎宝宝需要"双管齐下"：在规范化管理皮肤，即进行充分抗感染治疗和皮肤护理的前提下，再进行诊断性饮食回避，人工喂养者使用氨基酸配方粉替代普通配方粉进行喂养 4~6 周后，如湿疹／特应性皮炎症状仍没有缓解，即可基本排除牛奶蛋白过敏。单纯饮食回避，而不进行皮肤管理的话，仍不能排除牛奶蛋白过敏。

（田　晶　马　琳）

3. 2 个多月宝宝腹泻、便血、有黏液，大便每天 7~8 次，纯氨基酸配方粉喂养后症状消失，可以诊断为牛奶蛋白过敏吗？

这个宝宝临床上可以诊断为牛奶蛋白过敏，考虑食物蛋白诱导的直肠结肠炎。宝宝大多数是母乳喂养的婴儿,可以在生后第1周甚至生后几个小时内就发病,生后6个月内发病最为常见。主要临床表现为腹泻,粪便性状多种多样,有时候可以是正常便,有时候可以带黏液,可以带血便,血便程度也轻重不等,可以从便中带少量血丝到较大量便血为主的大便。宝宝的一般状况较好,没有体重的减轻,可以伴有湿疹。因为此病大多数是非IgE介导的过敏反应。所以化验的IgE特异性的过敏原大多为阴性。特别是2个月的婴儿,产生抗体的能力还在生理性低下的阶段,即便是IgE介导的过敏反应也很难测出阳性结果。

本病的诊断方法主要是靠回避可疑的食物,2~4周症状缓解后,再用可疑食物激发,是否会再次出现症状的方法来观察牛奶与临床症状之间的相关性。目前多采用开放性食物激发试验。就像这个宝宝回避了牛奶蛋白,吃游离氨基酸配方粉后,症状就可以完全缓解,临床上支持牛奶蛋白过敏的诊断。

对于这个宝宝诊断的时候应该注意以下问题:第一,容易误诊为感染性腹泻。有的宝爸宝妈特别注重粪便化验,化验结果出现了白细胞增多或者是有隐血阳性,他们就认为这是肠炎(实际上有血就有白细胞,隐血一定阳性),然后就不恰当地使用抗生素,这是本病的最大一个诊治误区。第二,有的宝爸宝妈担心是不是维生素 K_1 缺乏引起的凝血功能障碍。维生素 K_1 参加多种凝血因子的活化和活性,所以在维生素 K_1 缺乏的时候容易有婴儿的出血症。但是,如果是一个生长发育良好,没有肝胆疾患的婴儿,维生素 K_1 缺乏并不常见,而且可以通过一个简单的凝血功能测定就可以判断是否有凝血功能障碍。第三,有的家长经常分不清是牛奶蛋白过敏还是乳糖不耐受。这两种疾病都可以引起小婴儿的腹泻。但乳糖不耐受主要是腹泻,水样便或蛋花汤样便,或者是便中有泡沫,一般不会出现黏液血便,而牛奶蛋白过敏则是腹泻,便中带血或者黏液。

关于本病的治疗:如果宝宝原来就是人工喂养,可以换为氨基酸配方粉或者是深度水解蛋白配方粉喂养 6 个月或者到宝宝 9~12 月龄时,期间按时添加辅食。如果原来是母乳喂养,可以妈妈严格地回避可疑过敏的食物,比如所有的乳类的食物,再行母乳喂养。如果母乳后再次出现腹泻、大便带血的症状,则推荐使用低敏配方粉。

(孙 梅)

4. 2 个月宝宝普通奶粉喂养,哭吵多,颜面有湿疹,无其他异常,是否需要换成低敏配方粉?

2 个月宝宝哭吵多,仅颜面有湿疹,不一定存在牛奶蛋白过敏,不需要换成低敏配方粉喂养。

牛奶蛋白过敏的症状多样,可表现 IgE 介导的速发型过敏症状,牛奶喂养后 2 小时内出现口周或全身红斑、风团、瘙痒等,严重者可出现过敏性休克;也可表现为非 IgE 介导的过敏症状,如湿疹样表现,或呕吐、腹泻及便秘等消化道症状,这是由以 T 细胞为主介导的迟发型过敏反应,通常在牛奶喂养后 6 小时甚至数天后才出现症状;部分宝宝的过敏症状两者皆有,先表现速发型过敏症状,而后出现迟发型过敏症状。我们再来分析这个宝宝,2 个月大,普通奶粉喂养,哭吵多,颜面有湿疹,无其他异常。从病史上并没有进食牛奶后出现速发型过敏症状;虽然有面部湿疹,但不严重。湿疹/特应性皮炎是一种多因素疾病,轻度湿疹/特应性皮炎一般与食物过敏关系不大。宝宝哭吵的原因也很多,不能归于牛奶蛋白过敏。如果家长高度怀疑牛奶蛋白过敏,应该去医院检查。牛奶蛋白过敏的治疗首先是严格避免过敏原,如果确诊了牛奶蛋白过敏,人工喂养者应选择深度水解蛋白配方粉或氨基酸配方粉等低敏配方粉喂养。

牛奶蛋白过敏相关指南或共识对诊断和替代配方粉治疗的要求:

(1)世界变态反应组织 2010 年发表的《牛奶蛋白过敏诊断和理论依据》一直指导临床实践,2022 年开始修订。指南指出牛奶蛋白过敏的诊断需要结合病史、临床症状和过敏原检测结果综合分析,口服食物激发试验仍是诊断牛奶蛋白过敏的金标准。没有母乳喂养的 2 岁以下的牛奶蛋白过敏婴儿需要替代配方粉喂养,最佳选择通常是深度水解蛋白配方粉。在可行的情况下,水解大米配方粉是等效的,而氨基酸配方粉则用于重度过敏宝宝。

(2)2017 年英国牵头发布的《国际 iMAP 指南(international MAP Milk Allergy in Primary Careguideline)》指出询问过敏病史仍是诊断牛奶蛋白过敏的基础,如果临床病史提示为 IgE 介导的牛奶蛋白过敏,则推荐进一步实验室检查,皮肤点刺试验或血清特异性 IgE 抗体测定;当病史和过敏测试结果不足以支持确诊牛奶蛋白过敏时,需进行食物激发试验。对大多数疑似轻、中度牛奶蛋白过敏婴幼儿,仍继续推荐深度水解蛋白配方粉作为初始治疗的替代配方,但在我国常选择氨基酸配方粉作为疑似患者的初始诊断和牛奶蛋白过敏的替代配方。但是一经诊断为牛奶蛋白过敏,能适应深度水解蛋白配方粉的宝宝,可以转为深度水解蛋白配方粉替代。

(3)日本变态反应学会 2020 年食物过敏指南强调了排除性饮食试验在食物过敏诊断的作用,皮肤点刺试验、特异性 IgE 有助于 IgE 介导的牛奶蛋白过敏的诊断,但确诊还需进行口服食物激发试验。

最新的食物过敏或牛奶蛋白过敏诊疗指南都指出诊断牛奶蛋白过敏应根据病史、临床症状和过敏原检测结果综合分析,确诊尚需进行口服食物激发试验。对牛奶蛋白过敏的人工喂养婴儿建议氨基酸配方粉或深度水解蛋白配方粉喂养,如果有母乳,优先母乳喂养,母亲避免进食过敏食物。

(汤建萍)

5. 10 个月牛奶蛋白过敏的宝宝,深度水解蛋白配方粉喂养已 6 个月,症状好转,计划转奶,要先转适度水解配方粉再转普通配方粉吗?

大部分情况可以直接转普通奶粉。先转适度水解配方粉的情况限于家长极度担心孩子在转奶过程中出现症状,或者既往转普通配方粉时出现过症状。

适度水解配方粉是否作为深度水解配方粉转普通配方粉之间的承接,目前尚无定论。由于有一半的牛奶蛋白过敏宝宝可以耐受适度水解配方粉,可以解释为什么现实中存在少数宝宝转普通配方粉不成功但可以耐受适度水解蛋白配方粉。因此,在《中国婴儿轻中度非 IgE 介导的牛奶蛋白过敏诊断和营养干预指南》中,关于适度水解蛋白配方粉序贯承接部分指出:非 IgE 介导的牛奶蛋白过敏的婴儿再行口服食物激发时,可将适度水解蛋白配方粉作为普通配方先行激发,如能耐受的婴儿可利用适度水解蛋白配方粉持续喂养,也可在此基础上再行整蛋白配方粉激发试验。该选择的意义在于,在不能耐受整蛋白配方粉的非 IgE 介导的牛奶蛋白过敏婴儿中,有一定比例的婴儿可以耐受适度水解蛋白配方粉,这样可以减少深度水解蛋白配方粉和氨基酸配方粉的持续使用。如果选择适度水解蛋白配方粉做序贯转换承接,其时间点一定要遵循指南推荐,而不是在 6 个月干预过程中随意转换。

因此,适度水解蛋白配方粉作为深度水解蛋白配方粉转普通配方粉之间的承接,可能只需要用于临床上的少数宝宝,这些宝宝在深度水解蛋白配方粉转整蛋白配方粉后出现了轻微症状,但可以耐受适度水解蛋白配方粉。或者是家长极度焦虑宝宝在深度水解蛋白配方粉转普通配方粉后可能会出现症状,这样的情况可以建议先转适度水解配方粉。

(耿岚岚)

6. 宝宝 3 个月,夜间反复哭闹,吃奶好,身高体重增加良好,诊断为婴儿肠绞痛,饮食上是否需要回避牛奶蛋白? 如果需要,如何回避?

婴儿肠绞痛属于婴幼儿功能性胃肠病的一种,指婴儿早期出现的长时间哭闹和难以安抚的一种行为综合征,表现为无明显诱因下出现长时间的反复的哭闹、烦躁或者易激惹,监护人难以阻止和安抚,多在下午及夜间出现,随年龄增长至 3~4 月龄时发作缓解,早产儿多在足月后 3~4 个月终止发作。

导致婴儿肠绞痛的原因有很多,食物过敏可能是原因之一。牛奶蛋白过敏可导致腹痛、腹胀、呕吐、便秘、腹泻等消化道症状,这些症状与婴幼儿功能性胃肠病的症状有重叠。

当婴儿出现肠绞痛时,应进行详细的病史询问与体格检查,对合并有特应性皮炎、呼吸道症状或过敏性疾病家族史等表现时应考虑食物过敏可能。对怀疑有食物过敏可能的宝宝应进行饮食回避治疗,对于母乳喂养者母亲饮食回避牛奶蛋白至少 2 周,非母乳喂养者提供深度水解蛋白配方粉或氨基酸配方粉喂养后观察宝宝的症状有无改善,如症状改善则支持牛奶蛋白过敏的诊断,婴儿肠绞痛考虑为牛奶蛋白过敏引起,治疗上继续予以饮食回避。如症状无明显改善则需进一步检查以明确婴儿肠绞痛的其他原因。

(李中跃)

7. 宝宝 9 个月,2 月龄时因便血诊断为牛奶蛋白过敏,改氨基酸配方粉喂养后,症状好转。现尝试转深度水解蛋白配方粉,在转奶过渡期两种配方粉是按照比例互相混合,还是分开喂?

氨基酸配方粉中的蛋白分子被完全降解为游离氨基酸,不存在过敏原。而深度水解蛋白配方粉中除了氨基酸以外还含有一些短肽,所以仍有一定比例的牛奶蛋白过敏宝宝会不耐受深度水解蛋白配方粉。正因如此,家长们在进行氨基酸配方粉转到深度水解蛋白配方粉的过渡喂养时,可以将两种配方粉按照比例互相混合喂养。逐步转奶,使宝宝能够耐受深度水解蛋白配方粉,宝爸宝妈往往不知道宝宝的过敏是 IgE 还是非 IgE 介导的,可以通过开始较慢速度的转奶进行,即:

先转一天中的一顿,比如:全天 6 顿氨基酸配方粉,先转早上的一顿。其他 5 顿不变。以一顿 120ml 为例,这一顿先加 30ml 深度水解蛋白配方粉加 90ml 氨基酸配方粉,连续观察 3~5 天,如果没有出大范围皮疹、便血或其他症状,大便常规加潜血为阴性,再加 30ml 深度水解蛋白配方粉,即 60ml 深度水解蛋白配方粉加 60ml 氨基酸配方。以此类推,直至整顿都换成深度水解蛋白配方粉。此后,隔 3~5 天可以将全天的第二顿氨基酸配方粉整顿换为深度水解蛋白配方粉,以此类推,至 6 顿氨基酸配方粉全部换为深度水解蛋白配方粉。这个过程,深度水解蛋白配方粉与氨基酸配方粉可以是混合喂养的。

英国发布的权威国际指南指出,为牛奶蛋白过敏宝宝再引入含有牛奶蛋白成分的食物时,做到循序渐进梯度引入是至关重要的。深度水解配方粉含有未完全降解的短肽,因此,在将宝宝的饮食从不含短肽的氨基酸配方粉向其进行过渡喂养时自然也需要遵循这一原则。对轻中度的非 IgE 介导的牛奶蛋白过敏宝宝来说,这一过程可在家中进行尝试,而重度牛奶蛋白过敏或 IgE 介导的牛奶蛋白过敏宝宝则需要在医护人员的监督下进行引入。

在宝宝转换奶粉的过程中,家长们不应再引入任何其他新的食物。同时,建议将奶粉的转换安排在日间,确保能够第一时间发现宝宝的异常。如果宝宝表现出任何可疑的过敏症状则应立即停止转奶,并且返回上一步。若宝宝出现精神反应差、嗜睡、气喘、喘鸣、喉鸣、吞咽困难、晕厥、心动过速等表现,家长们要意识到宝宝可能出现了严重过敏反应,需要立即就医。

国内外指南包括《iMAP》《中国婴儿轻中度非 IgE 介导

的牛奶蛋白过敏诊断和营养干预指南》均指出：因母乳和深度水解蛋白配方粉中含有一定量的小分子蛋白水解片段，一部分牛奶蛋白过敏婴儿可能存在着不耐受风险。所以，在对接受无敏配方氨基酸配方粉喂养的宝宝进行深度水解蛋白配方粉转换时可将两种配方粉混合喂养缓慢引入。

（李心悦　李在玲）

8. 4 个月宝宝，母乳喂养，大便带血丝 2 个月，伴湿疹，考虑牛奶蛋白过敏引起，目前母亲回避饮食后仍有大便血丝，宝宝一般情况可以，生长发育正常，需停母乳，改为氨基酸配方粉喂养吗？

首先母乳喂养食物过敏宝宝母亲需严格食物回避 2~4 周，若严格饮食回避后，过敏症状仍持续，建议暂停母乳，改为氨基酸配方粉喂养。

母乳是宝宝最佳的营养来源，但母乳喂养婴儿也会发生食物过敏，原因包括：通过母乳传递抗原、母乳中缺乏某些细胞因子以及母乳中特异性 IgA 水平低可能会导致食物过敏。特应性皮炎是纯母乳喂养婴儿食物过敏的主要风险因素。

母乳喂养婴儿出现的食物过敏表现为：IgE 介导的过敏性反应、非 IgE 介导的食物过敏相关消化道疾病及特应性皮炎。食物蛋白诱导的过敏性直肠结肠炎是母乳喂养婴儿最常见的由食物过敏而引发的一种消化道疾病。主要症状是大便带血，也可能有腹泻和黏液。治疗主要是饮食回避，主要是牛奶，但其他饮食抗原也可能需要回避。

对于存在以下情况的牛奶蛋白过敏宝宝：①深度水解蛋白配方不耐受；②嗜酸细胞性食管炎；③严重的过敏性胃肠

道症状如食物蛋白介导的小肠结肠炎；④母乳喂养时，母亲严格回避后过敏症状持续不缓解；⑤过敏导致的生长发育不良；⑥多种食物过敏；⑦严重湿疹；⑧全身严重过敏反应，推荐应用氨基酸配方粉喂养。

同时，中华医学会儿科学分会消化学组发布的《食物过敏相关消化道疾病诊断与管理专家共识》指出：当母乳喂养出现以下症状时，需考虑过渡至氨基酸配方粉喂养：①母亲饮食回避，宝宝症状持续且严重；②宝宝生长发育迟缓和其他营养缺乏；③母亲饮食排除导致严重体重减轻和影响母亲健康；④母亲无法应对饮食回避的心理负担。母乳喂养相关食物过敏宝宝，需要低敏配方粉替代饮食时可选择氨基酸配方粉。β-乳球蛋白是牛奶过敏的常见过敏原，95%哺乳期妇女乳汁中存在β-乳球蛋白，含量为 0.9~150μg/L（中位数 4.2μg/L），往往低于深度水解蛋白配方粉中的含量，若母乳喂养有过敏反应，则深度水解配方粉喂养也可能有过敏反应，而在氨基酸配方粉中未检测到 β-乳球蛋白。

宝宝考虑牛奶蛋白过敏，在母亲规避饮食情况下，仍有过敏症状，如血丝便，说明母乳中残存的食物蛋白成分可能使婴儿仍存在持续的肠道黏膜损伤，建议停用母乳，改为氨基酸配方粉喂养。

（吴 捷）

9. 6 月龄牛奶蛋白过敏的宝宝，已添加纯米粉等辅食 3 周，在添加辅食的过程中出现散在湿疹，但无恶心、呕吐、腹泻和便血等消化道症状，是否建议继续添加其他食物？

牛奶蛋白过敏的宝宝在添加辅食过程中出现散在湿疹，

而没有消化道症状,可以继续按照正常流程添加其他食物,但在添加辅食过程中应密切观察有无食物过敏相关的速发反应症状,如进食后<2小时内出现口周、全身皮肤红斑、荨麻疹、瘙痒等,以及呕吐、便血等消化道症状。若添加过程中出现上述反应,应停止添加,必要时可带宝宝去医院进行相应食物过敏评估,以指导辅食添加。

牛奶蛋白过敏宝宝的饮食管理除了回避牛奶蛋白之外,还需要采用氨基酸配方粉或深度水解蛋白配方粉替代;纯母乳喂养儿和混合喂养儿的母亲应回避牛奶蛋白和奶制品。建议每6个月重新评估宝宝是否耐受牛奶蛋白。以往主张推迟过敏宝宝的辅食添加,但目前越来越多的证据显示,推迟辅食添加对预防食物过敏无效,而且缺乏有效证据证明推迟到6个月后引入辅食可减少宝宝食物过敏的风险。相反在4~6个月时早期引入可以预防或减少引入食物的过敏。

牛奶蛋白过敏的宝宝添加辅食应先从含铁米粉、蔬菜等,逐步过渡到肉类、鸡蛋、海产品。如果同时需要从氨基酸配方粉向深度水解蛋白配方粉转换,应暂停辅食添加,先进行配方粉的转换。对于非IgE介导的过敏宝宝鼓励尽量尝试多种食物。

牛奶蛋白过敏的宝宝应严格回避牛奶蛋白,并采用氨基酸配方粉或深度水解蛋白配方粉替代。不建议推迟辅食添加和盲目的饮食回避,添加辅食应循序渐进,密切观察。

(余时娟　王　华)

10. 普通奶粉喂养宝宝，7 个月，因为发生一次荨麻疹，去医院查了血清过敏原，显示牛奶蛋白血清 IgE 抗体升高，是牛奶蛋白过敏吗？

不一定是牛奶蛋白过敏。还需要结合孩子是否有牛奶蛋白过敏病史综合分析，病史不明确时，可以采用诊断性饮食回避并用氨基酸配方粉替代喂养 4~6 周后，再进行牛奶蛋白激发试验进行确诊。

荨麻疹的发病原因复杂，发病机制有免疫和非免疫机制。牛奶蛋白过敏的宝宝如果发生过敏反应并表现为荨麻疹表现，那考虑是速发反应。如果孩子既往一直采用普通配方粉喂养，但并没有发生任何包括皮肤、消化道等不适表现，那本次荨麻疹发作则不能确定与奶粉相关，过敏原检测到的牛奶蛋白血清 IgE 抗体增高可能存在假阳性。

牛奶蛋白过敏的临床表现相关证据：可发生多系统临床症状，包括皮肤黏膜表现，还可能发生呼吸、消化、神经和循环系统症状。其中皮肤表现最常见，可为速发症状如红斑瘙痒、荨麻疹或迟发症状如湿疹样皮疹。

牛奶蛋白过敏的诊断方法：同其他食物过敏的诊断，需要结合病史询问包括①进食：可疑的诱发食物及摄入情况、进食与症状发生的时间关系。②既往史：包括初次及最近一次发生的症状及复发情况、受累的系统。③其他诱发因素如运动、药物等。④特应性疾病家族史和辅助检查包括皮肤点刺试验、特异性 IgE 检测或特应性斑贴试验等进行综合判断，最后确诊需要采用口服食物激发试验。

牛奶蛋白特异性 IgE 抗体检测方法及临床价值：特异性

IgE 是一种过敏原体外检测方法,结果可以客观定量分析,无体内试验的风险,不受皮损、药物治疗等因素的影响。特异性 IgE 检测和皮肤点刺试验的一致性为 85%~95%。特异性 IgE 阳性表示患者对该抗原发生 I 型变态反应,但不一定产生临床症状,这种情况称为致敏。特异性 IgE 水平越高,与临床的相关性越强。尽管多项研究建立了食物抗原特异性 IgE 阳性预测界点值,但在不同年龄、不同食物抗原之间存在较大差异。在临床实践中,需结合患者的病史以及临床症状来综合评估。

因此,普通配方粉喂养的宝宝,如果没有发生过敏相关表现的病史,即使因为一次荨麻疹发作,做了过敏原检测发现牛奶蛋白特异性 IgE 阳性,也不能确诊是牛奶过敏,仍需进一步明确以下问题:①宝宝既往普通配方粉喂养过程中,有没有发生牛奶蛋白过敏相关的临床表现?②本次荨麻疹发作和普通配方粉是否有因果关系?③继续在暴露中观察,或进行诊断性饮食回避同时用氨基酸配方粉替代喂养4 ~ 6周后,进行口服食物激发试验,再进一步确诊。

(李 萍)